# TRAITÉ
# DES DENTS,

## MANIÈRE

### DE DIRIGER LA DEUXIÈME DENTITION DES ENFANS,

## CONSEILS AUX PÈRES ET MÈRES DE FAMILLE

SUR LES SOINS QU'ILS DOIVENT APPORTER DANS LA MANIÈRE D'ÉLEVER LEURS ENFANS. — HYGIÈNE DE LA BOUCHE ET DES DENTS EN GÉNÉRAL.

### PAR C. A. JAMET,

**Breveté,**

Professeur de Prothèse dentaire, Médecin, Chirurgien-Dentiste de la Faculté de médecine de Paris et du Comité local d'Instruction primaire de la même ville, Auteur d'un nouveau Traité sur la première et la seconde dentition des enfans, Membre de plusieurs sociétés savantes, Correspondant de plusieurs sociétés de médecine étrangères, de Hambourg, Copenhague, Londres, etc., etc.

Nunquàm aliquid magni facias et merâ hypothesi aut opinione.

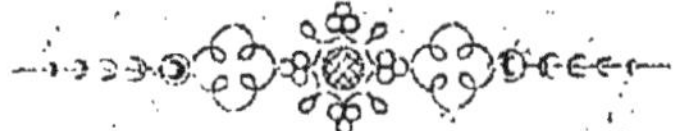

**PARIS,**

Chez L'AUTEUR, rue Notre-Dame-de-Nazareth, 20.

1839.

# TRAITÉ
# DES DENTS.

Melun. — Imprimerie de DESRUES.

# TRAITÉ
# DES DENTS,

## MANIÈRE
De diriger la deuxième dentition des Enfans,

### CONSEILS AUX PÈRES ET MÈRES DE FAMILLE
SUR LES SOINS QU'ILS DOIVENT APPORTER DANS LA
MANIÈRE D'ÉLEVER LEURS ENFANS. HYGIÈNE
DE LA BOUCHE ET DES DENTS EN GÉNÉRAL.

### PAR C. A. JAMET,
#### BRÉVETÉ,

Professeur de Prothèse dentaire, Médecin, Chirurgien-Dentiste de la Faculté de médecine de Paris et du Comité local d'Instruction primaire de la même ville, Auteur d'un
nouveau Traité sur la première et la seconde dentition des
enfans, Membre de plusieurs Sociétés savantes, Correspondant de plusieurs Sociétés de médecine étrangères, de Hambourg, Copenhague, Londres, etc., etc.

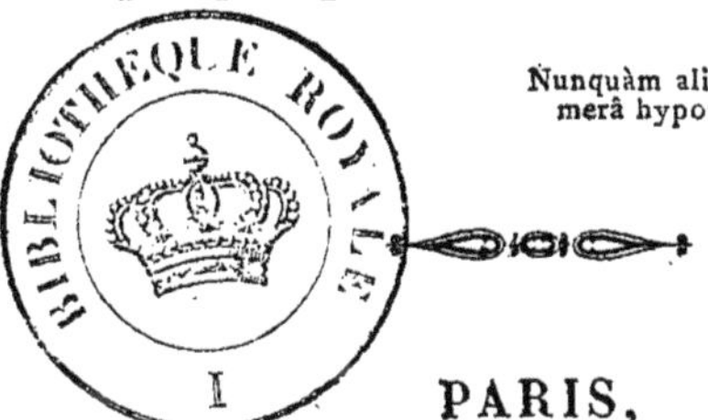


Nunquàm aliquid magni facias et
merâ hypothesi aut opinione.

## PARIS,
Chez L'AUTEUR, rue Notre-Dame-de-Nazareth,
n° 20.

### 1839.

*A MONSIEUR*

# Jobert de Lamballe,

*Professeur-Agrégé de la Faculté de Médecine de Paris, Chirurgien de l'hôpital Saint-Louis.*

MONSIEUR,

La bonté que vous avez eue pour moi, les bons conseils que vous m'avez donnés dans vos cours, les observations que j'ai prises, aidé de vos lumières, dans votre service de l'hôpital Saint-Louis, m'ont suggéré toutes les idées que j'émets dans ce petit ouvrage que je vous prie d'agréer en témoignage de mon respect et de mon sincère attachement.

Que ne m'a-t-il été possible de répandre sur mon style toute l'expression qui vous est si naturelle! Plus sûr de moi, ce petit ouvrage eût été plus digne de la protection que vous m'avez fait l'honneur de m'accorder. J'ose espérer néanmoins que vous agréerez favorablement les efforts que j'ai faits pour mériter votre bienveillance; ils ont été excités par les senti-mens les plus purs du respectueux attachement avec lequel j'ai l'honneur d'être,

Monsieur,

Votre très-humble et dévoué serviteur,

JAMET, D..

# Système dentaire.

**PRÉFACE.**

La vie de l'homme est marquée par des époques pendant lesquelles le corps acquiert un degré de perfection par le développement de ses organes et celui des fonctions qui en émanent. Ces époques sont remarquables par une série de phénomènes qui tiennent à la nature de l'organe qui se développe et l'excellence des fonctions qui lui sont attachées. Régulières, elles sont, pour les êtres qui les franchissent, une cause réelle d'accroissement et de perfection; anomales, elles deviennent un instrument de souffrances et quelquefois même de mort. Les premières tiennent à la nature, exerçant librement son empire sur les corps qu'elle a formés;

les secondes, au contraire, dépendent des écarts de cette même nature, contrariée par nos institutions et autres causes physiques sous l'influence desquelles nous vivons.

L'éruption des dents est le premier de ces développemens : elle se fait à un âge où le corps est excessivement mobile, où la douleur produit de très-grands effets, et où le trouble de l'économie animale influe fortement sur tout le reste du système. La dentition est donc une époque très-importante dans l'histoire de l'homme, et il est extrêmement utile de la considérer sous ces divers rapports. Elle est souvent la cause de la mort d'un très-grand nombre d'enfans, par l'établissement de quelques maladies graves qui se développent dans la suite, ou leur portent, pour toute la vie, une très-grande atteinte à la constitution.

En abordant l'histoire de l'anatomie des dents, il m'est impossible de résister plus longtemps au besoin que j'éprouve de tenter un degré de généralisation des faits qui se présentent à moi de toutes parts; le champ que j'ai à parcourir est tellement vaste, les divisions en sont tellement variées, que, faute de cette méthode, qui élève et simplifie la question tout à la fois, je courrais grand risque de m'y égarer ou d'en négliger quelque coin important.

Je donnerai dans ce petit ouvrage, la description des maladies de la bouche et des dents; je m'étendrai sur la première et la deuxième dentition des enfans, je parlerai des différens traitemens propres à arrêter les caries des dents, je traiterai de l'hygiène de la bouche en général.

Je n'ai pas jugé à propos de joindre des planches à ce petit ouvrage, parce que, à mon avis, elles ne peuvent donner aux pères et mères que des notions vagues et inexactes, relativement aux conseils que je leur donne.

Puissé-je cependant avoir atteint le but que je me suis proposé, de me rendre utile à la classe indigente, en lui offrant mes soins désintéressés.

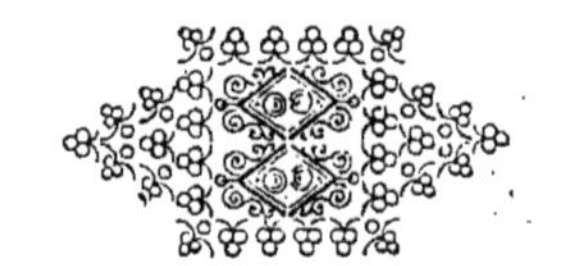

# DES DENTS

## EN GÉNÉRAL.

Les Français appellent *dent* et *dents*, ce que les Grecs ont nommé *odon* et les Latins *dens*, *dentes;* cette dernière dénomination ne peut être qu'une abréviation du participe *edens* (*mangeant*), mais une pareille étymologie n'est point assez satisfaisante; mais qu'importe après tout, de connaître la vraie racine du mot d'après lequel on a formé ou créé celui de *dent*. Il est même presqu'impossible de bien définir ces petits os, d'une structure particulière, placés dans l'une et l'autre mâchoire, pour servir à l'ornement de la bouche, à l'articulation de la voix, mais plus spécialement à la mastication.

Les dents, comme toutes les parties du corps, sont exposées à diverses maladies. D'après divers auteurs, les anciens connaissaient ces maladies, ils en avaient étudié les causes et cherché les moyens de les guérir ou d'y remédier, ils ne se bornaient pas au traitement de ces maladies, ils tâchaient de les prévenir par des soins particuliers; le père de la médecine, HIP-POCRATE, dont l'œil attentif se fixait sur toutes les maladies : celles des dents n'ont pu lui échapper, il en a observé les affections, de même qu'il en a suivi les développemens depuis l'instant où elles font effort pour sortir des alvéoles, jusqu'au terme de la caducité; il dépeint l'influence des saisons qui lui ont paru assez fortes pour donner un caractère épidémique aux douleurs de dents : le poivre seul, ou mêlé au CASTORÉUM, lui offrait une ressource contre les douleurs dentaires.

Parmi les auteurs nouveaux qui ont écrits sur les dents, le docteur BLANDIN est celui qui les a le mieux dépeintes; les dents, a-t-il dit, sont une production du système tégumentaire interne, ce sont de véritables phanères de la membrane digestive, dans une dépression de laquelle elles sont logées par leur extrémité adhérente; en général, elles sont réunies en séries opposées les unes aux autres par leur extrémité libre, de manière à constituer des pinces à mords plus ou moins aigus, tranchans ou applatis, sans quoi elles ne pourraient accomplir les fonctions qui leur ont été destinées.

Ces organes sont composés de deux élémens, savoir : une *partie sécrétante* et une *partie sécrétée*.

La partie sécrétante a été appelée, selon chaque auteur, *matrice*, *follicule*, *bulbe*, *germe*, mais toujours est-il qu'elle dépend immédiatement du système tégumentaire : c'est un petit sac analogue à celui des follicules sébacés, avec la différence seulement qu'il donne naissance de son intérieur à une saillie de forme variable qui constitue, ou la papille ou le noyaux pulpeux : des nerfs et des vaisseaux tiennent toujours sa bâse unie aux parties voisines, tandis que son extrémité opposée présente une ouverture que nous appelons goulot du follicule ; cette ouverture est fermée avant l'éruption de la dent, et c'est par cette même ouverture qu'elle se porte à l'extérieure un peu plus tard.

La partie sécrétée est la dent proprement dite, mais sous le rapport organique, ce n'est qu'une partie secondaire, laquelle pour son usage est la partie principale ; sa forme varie beaucoup ; il est même impossible d'en faire mention ici, je me bornerai seulement à dire qu'elle se compose de deux parties que l'on nomme la couronne et la racine. Cette dernière est implantée dans le follicule, est presque toujours creuse pour recevoir la papille ; la couronne est libre par son extrémité.

Considérées, soit comme instrument d'utilité, soit comme ornement de la bouche, les dents forment, sans contredit, une des parties les plus intéressantes de notre organisation.

La perte des dents entraîne avec elle la ruine de tous les agrémens de la figure, et pour ainsi dire, du plus brillant apanage de la beauté.

On ne saurait nier l'influence pernicieuse qu'elle peut exercer sur la santé, par les difficultés qu'elle apporte dans les fonctions digestives, en livrant à l'estomac des alimens mal triturés ou bruts.

L'existence et les services de ces premiers agens de la nutrition et par conséquent de la vie, dépendent essentiellement des soins qu'on apporte à les conserver et à les garantir des maladies plus ou moins graves auxquelles ils sont sujets.

Convaincu de cette vérité, le public s'est toujours empressé d'accueillir aveuglément tous les médicamens qui lui étaient offerts pour atteindre ce but; mais l'expérience a trop clairement démontré combien ces fallacieux remèdes sont tous loin de mériter les éloges emphatiques qu'on leur prodigue, pour que j'entreprenne de signaler ici tous les dangers de leur emploi; il suffira de faire observer que la plupart de ces prétendus spécifiques sont établis sur des bases entièrement opposées à la nature des dents et de leurs affections.

Une étude approfondie de tout ce qui concerne l'art que je professe, et plus encore le désir de me rendre utile, m'ont fait entreprendre les recherches que je soumets au public.

Les observations que j'ai recueillies dans mes voyages, ont pu me convaincre que la perte des dents, les douleurs qui la précèdent et toutes les affections de la bouche en général, pouvaient provenir de deux causes entièrement distinctes : l'une externe, provient de l'action ardente du tartre sur les gencives et sur les dents dont elle mine sourdement l'émail et entraîne rapidement la perte infaillible, si des précautions curatives ne viennent point paralyser les progrès de la carie ; l'enveloppe compacte qui revêt les dents une fois détruite, le tartre pénètre dans leur partie spongieuse, les calcine et les fait tomber par éclats, souvent même sans qu'on y ait ressenti aucune douleur; l'autre, interne, n'est autre chose que la fixité d'humeurs viciées sur cette partie de notre organisation.

Plusieurs, causent la carie des dents, telle que l'influence désavantageuse du climat, le contact du froid, la crudité des eaux, l'imtempérie de la mer, mais plus généralement l'excès de négligence, etc., etc. Quel que soit la cause qui détermine ce dépôt, c'est une portion d'humeurs que le sang a laissé sur la périoste qui occasionne le mal de dents; cette membrane tapisse intérieurement l'alvéole comme elle enveloppe la racine de la dent. C'est de la sensibilité de cette membrane et de la corrosion que l'humeur exerce sur elle, que naissent ces douleurs si vives et tellement insupportabes, que souvent elles absorbent toutes les facultés.

Cette cause interne du mal de dents est la même que celles de toutes les affections douloureuses et malsaines de la bouche, et presque toujours ce mal est le signe avant-coureur d'accidens plus ou moins graves. C'est à la présence du vice humoral dans quelques parties de la bouche, qu'il faut certainement attribuer aussi l'infflammation et l'ulcération des gencives, les aphtes, la tuméfaction de la langue, le renversement de la luette et les divers syptômes scorbutiques, et tous les gonflemens qui peuvent survenir : entre autres la fluxion de la joue, que beaucoup de personnes considèrent mal-à-propos comme signe de guérison, parce qu'alors la douleur sensiblement diminuée, et quelquefois même disparue, n'est de fait qu'un simple déplacement dans le siége de l'humeur.

L'extraction des dents et les diverses opérations plus ou moins dangereuses qu'on exerce sur elles, étaient jusqu'ici le remède à tant de maux, sans parler de cette multitude de pratiques et de traitemens, dont les funestes résultats démontrent assez l'impéritie de leurs auteurs, il faut convenir qu'il n'est pas moins déraisonnable d'arracher une bonne dent, fût-elle même légèrement attaquée, qu'il n'est absurde de couper une jambe ou un bras parce qu'il y a de la douleur; outre les souffrances qu'accompagnent les moyens, ils ont le tort irréparable de nous priver d'instrumens de première utilité pour broyer les alimens et même pour articuler les mots. Comme je l'ai dit plus haut, sans les dents point de digestion qui ne soit imparfaite, et point de prononciation qui ne soit vicieuse; et d'ailleurs l'extraction des dents ne tarit pas la source de l'humeur, le sang continue à la déposer aux places qu'elles occupaient ou sur la dent voisine; souvent cette fluxion s'épanche sur toute la mâchoire, tellement qu'on ne saurait distinguer quelle est la dent qui fait mal. Cette vérité clairement démontrée, il est constant que ce n'est que par l'expulsion du vice radical que l'on peut se flatter d'obtenir une parfaite guérison.

# HYGIÈNE DENTAIRE.

## DES SOINS QU'EXIGE LA BOUCHE.

L'hygiène est une branche de la médecine, qui a pour objet la conservation de la santé et la prolongation de la vie, en écartant les maladies. Le but de l'hygiène dentaire est de conserver la salubrité de la bouche et des dents.

## SUJET DE L'HYGIÈNE.

La supériorité de l'homme sur les animaux se manifeste par la délicatesse de ses sens et le jeu de sa physionomie, qui nous dévoilent les impressions variées dont il est susceptible. Les passions, le chagrin, la joie et la douleur s'impriment sur son visage, qui devient en se contractant, le tableau mouvant de ses agitations intérieures.

Dans cet état il ne peut se soustraire à l'observation ; tout ce qu'il ressent au fond de l'ame devient apparent, il est alors aisé de prévoir ses désirs et sa volonté : ces diverses émotions sont caractérisées par la contraction simultanée des organes qui composent la face, de tous les organes qui déterminent le type de la figure humaine, tels que les yeux, le nez, la bouche, les dents, etc., etc. Je ne parlerai que des dernières, comme ayant rapport exclusivement à mon sujet.

Les philosophes qui ont traité des passions, ont regardé les yeux comme le miroir le plus expressif de l'ame; mais selon moi, si les yeux font ressortir le jeu et le piquant de la physionomie, la bouche ne contribue pas moins à en augmenter le charme et l'harmonie, lorsqu'elle entre en action; car il n'est rien de plus important dans la conformation de l'homme.

Mais la nature, si sage dans ses opérations, a tout prévu pour la mettre dans un parfait accord, et chaque organe pèche par le défaut d'un autre. Quel attrait peut avoir un regard favorable lorsqu'un sourire n'est point gracieux? Si un regard sémillant et langoureux flatte nos sens, un sourire aimable ne les charme pas moins. N'est-il pas aussi agréable de cueillir un doux baiser sur les lèvres d'une femme qu'on aime, que d'en recevoir un tendre regard. Sous le rapport de l'importance, si les yeux expriment très-vivement, la bouche, articulant des sons, constitue la parole qui, par une diction pure et claire, nous anime et nous transporte.

Lorsque les dents sont saines et bien rangées, elles ajoutent encore à la beauté; leur perte est toujours sensible, tant parce qu'elles diminuent d'une manière remarquable l'agrément de la physionomie, que par rapport à la gêne plus ou moins grande que l'on éprouve, soit pour parler, soit pour broyer les alimens; la coquetterie, défaut si naturel aux dames, et que nous devons cependant excuser, fait attacher par ce sexe aimable, le plus haut prix aux organes de la dentition; aussi je ne saurais trop recommander d'en avoir un soin particulier, de peur que la corruption des humeurs de la bouche ne donne lieu à l'exhalaison d'une odeur infecte et repoussante.

Lorsque les dents sont cariées ou couvertes de tartre et de limon, que les gencives sont sanieuses, etc., etc., le dégoût s'imprime sur les lèvres et l'haleine devient fétide, elle force de s'éloigner de ceux qui nous approchent, les dents finissent par se carier entièrement et entraînent quelquefois avec elles la destruction partielle des mâchoires, dans les cavités alvéolaires desquelles il se forme des collections purulentes; la beauté se perd, la mastication devient très-difficile, les digestions ne s'exécutent plus qu'imparfaitement et la vie est languissante.

Les soins minutieux que réclament les maladies de la bouche, des dents et de toutes les parties adhérentes, sont subordonnés à la nature de ces affections, suivant qu'elles sont internes ou externes, humorales ou tartreuses; mais, dans tous les cas, il est une série de précautions hygièniques que je dois d'abord indiquer ici : de leur rigide observation dépendent en partie la santé de la bouche et le succès des curatifs; je les recommanderai très-particulièrement à l'égard des enfans, afin de prévenir à temps les effets qui ont une influence pernicieuse sur les dents, et pour leur éviter les douleurs auxquelles ils pourraient être exposés dans un âge plus avancé; il faut avoir soin de se bien couvrir la tête pendant le sommeil, de passer ensuite, tous les matins en sortant du lit, un linge sec derrière les oreilles, les frotter jusqu'à ce que l'on y sente un peu de chaleur, afin d'empêcher la répercussion de la transpiration qui s'y trouve, et qui, à la longue, peut former le dépôt humoral. Ce que je recommande ici est surtout très-indispensable lorsque les dents ou les gencives sont affectées; dans ce cas alors, il faut aussitôt après la friction à sec la renouveller, ou, pour mieux dire, laver le derrière des oreilles avec un linge trempé d'une préparation élaborante.

On ne saurait trop rigoureusement observer les soins de propreté intérieure, en se lavant la bouche tous les matins avec une brosse assez douce et une poudre qui ne contienne aucun acide, puis se la rincer ensuite avec un verre d'eau animé de quelques gouttes de la préparation dont je parlerai plus tard, afin d'activer la circulation du sang dans les parties qui auraient quelques dispositions à s'engorger. Je crois inutile de recommander cette même précaution après chaque repas, elle est d'un usage assez généralement répandu. Il est bon de passer auparavant le cure-dents de plume (et non de métal), de manière à ne laisser aucune partie d'alimens entre les dents : on doit encore s'abstenir de prendre du vin immédiatement après la soupe, sans mâcher d'abord un peu de pain pour adoucir la transition du chaud au froid, transition qui finit toujours par devenir nuisible, et qui fait quelquefois éclater des portions de l'émail.

## MATIÈRES ET RÈGLES DE L'HYGIÈNE.

La matière de l'hygiène étant immédiatement suivie de ses règles, je donnerai l'application de ces règles en même temps que je traiterai de l'hygiène, et cela pour éviter des complications de divisions qui deviendraient fastidieuses ; je donnerai dans le chapitre suivant une explication pure et simple : 1° DES CIRCUMFUSA ; 2° DES APPLICATA ; 3° DES INGESTA ; 4° DES GESTA.

## DES CIRCUMFUSA.

Les circumfusa sont une division de l'hygiène générale, dans laquelle on traite de tous les corps qui nous environnent et au milieu desquels nous sommes pour ainsi dire plongés. Au nombre de ces corps se trouvent l'air, la terre, le ciel, etc., etc.; enfin, tous les élémens combinés et réunis qui constituent l'univers.

L'AIR est un fluide élastique, formé de vingt-une parties d'oxigène, de soixante-dix-neuf parties d'azote, d'un atome d'acide carbonique et d'une très-petite quantité de vapeur d'eau; ces gaz, funestes à l'humanité, lorsqu'ils sont répandus isolément dans l'atmosphère, deviennent, étant réunis, la base de la vitalité en servant à la sanguification, par le moyen de l'acte respiratoire.

L'AIR PUR, ou pour mieux dire, celui qui est formé d'oxigène et d'azote, d'après les proportions données par la nature, ne nuit à la santé que lorsqu'il est vicié par des gaz ou des miasmes délétères, en se dégageant des corps avec lesquels ils étaient combinés; il est alors nécessaire de connaître dans quelle circonstance les dents peuvent être impressionnées par le contact de ce gaz, lorsqu'ils sont en suspension dans l'air vital.

Les fluides élastiques et autres corps qui se mêlent à l'air et en altèrent la pureté sont : le gaz acide carbonique, le gaz hydrogène carbonné, ou phosphoré, ou sulfuré, les émanations arsénicales, saturnines ou de plomb, etc., etc.; enfin, les miasmes qui sont des corpuscules qui se détachent des matières végétales et animales en putréfaction. Le danger de ces gaz, quand ils se répandent dans l'atmosphère, est trop connu pour que je donne ici le conseil de s'en garantir. Un instinct naturel nous porte à les éviter lorsque leur dégagement est assez lent pour nous laisser le temps de la réflexion, autrement on serait asphixié; les émanations arsénicales[1], mercurielles[1], saturnines ou de plomb, sont très-nuisibles aux dents; aussi remarque-t-on que chez la plupart des ouvriers qui, par leurs travaux, se trouvent journellement exposés à l'action immédiate de ces émanations, les dents se noircissent, vacillent par fois dans leurs alvéoles, se déchaussent et sont par là assujetties à se carier.

Lorsque l'air est impur, il faut mêler dans un vase de verre ou de grès, *soixante-dix* grammes d'oxide de manganèse et *deux cent cinquante* grammes de sel marin ( ou hidrochlorate de soude ), le tout bien pulvérisé, puis verser dessus *cent vingt-cinq* grammes d'acide sulfurique étendu de *cent vingt-cinq* grammes d'eau, et chauffer le tout, les portes et les fenêtres étant bien fermées; vingt-quatre heures après, le chlore dégagé purifie l'air entièrement; on peut encore dégager le chlore en versant cinq parties d'acide hydrochlorique suffisamment étendu d'eau sur une partie d'oxide de manganèse, puis chauffer.

La température de l'air étant susceptible de variation, ce fluide élastique peut nuire aux organes de la dentition, en déterminant des douleurs odontalgiques, surtout chez les femmes qui relèvent de couches. Cet accident a ordinairement lieu lorsque, quittant un endroit chaud, on s'expose à un air vif et frais; aussi, quand on est obligé de sortir par un froid rigoureux, il faut avoir soin de placer un mouchoir devant sa bouche, afin que l'air n'y arrive pas directement et qu'il puisse se réchauffer en traversant les fosses nasales.

Les vents ont une grande influence sur les dents et sur la température des lieux que l'on habite; par eux, l'évaporation s'accroît, le calorique augmente ou diminue insensiblement.

Il n'existe pas de vents (proprement dits généraux); ce n'est qu'après de longues observations que l'on peut dire, sans crainte de se tromper, que les vents des saisons sont les seuls sur lesquels on peut préciser son jugement. Je ne parlerai que de ces derniers, sur lesquels j'ai observé, et qui existent réellement.

Pendant l'hiver, le vent du nord souffle quelquefois, mais le vent d'ouest et surtout celui de nord-ouest, qui est le plus violent et le plus froid, sont ceux que nous ressentons. Ces deux vents se succèdent mutuellement avec plus ou moins de promptitude, ils appartiennent à l'hiver et établissent pendant sa durée des variations périodiques.

Le vent d'ouest continue de souffler pendant presque tout le printemps; il nous en rend habituellement le commencement froid et pluvieux; celui de nord-ouest reparaît quelquefois par intervalles et nous apporte quelques petites gelées, qui mettent la végétation en souffrance. Sur la fin de cette saison nous ressentons les vents de sud et de sud-est, qui nous amènent une température plus douce et plus agréable. Les vents d'ouest, du sud et du sud-est sont donc ceux qui dominent pendant le printemps.

Il faut alors, pendant ces deux saisons, avoir le soin de bien se tenir chaudement, particulièrement la tête et les pieds; habiter un endroit sec, la nuit se couvrir la tête, puis lorsque l'on sort ou que l'on est exposé à l'air, se mettre du coton dans les oreilles, pour que le vent ne puisse y pénétrer; il est aussi urgent de tenir un mouchoir devant sa bouche, lorsqu'un de ces vents souffle avec impétuosité.

Les vents du sud et du sud-ouest dominent toujours pendant l'été; le vent d'est vient quelquefois, mais rarement. Pendant l'automne, c'est bien différent, c'est lui qui domine cette saison, puis vient le vent de nord-ouest qui, en refroidissant l'atmosphère, nous apporte avec lui l'image de la mort, par la chute des feuilles.

Lorsqu'au froid se joint l'humidité, l'air devient la source d'un grand nombre de maladies, parmi lesquelles se trouve le scorbut, affection qui porte particulièrement ses ravages sur les dents et sur les gencives; les lieux et les eaux contribuent pour beaucoup à la destruction des dents, comme on en remarque des exemples dans certaines contrées de la France et autres nations que j'ai été à même d'observer dans mes voyages, et dont la plupart des habitans ont les dents gâtées. Cette maladie endémique tient principalement à la mauvaise qualité des eaux dont on fait usage. Pour se soustraire à cette pernicieuse influence, il faudrait changer de climat, quoique pourtant il arrive souvent que cette maladie s'identifie tellement avec les habitans de ces contrées que, malgré le changement de lieux, les dents finissent tôt ou tard par se gâter. Cette influence devient même parfois héréditaire. Je ne dirai rien de plus sur les *circumfusa*, mon intention n'étant que de faire entrevoir aux personnes qui voudraient suivre mes avis, que toutes les sciences médicales sont si bien liées entre elles, qu'elles peuvent rendre d'importans services à la chirurgie dentaire, branche pour ainsi dire isolée de l'art de guérir et qui, selon moi, n'est encore qu'au berceau.

## DES APPLICATA,

*ou cure des affections du tartre.*

Sous le nom *d'applicata* se trouve compris tout ce qui a rapport à la propreté de la bouche et des dents. (*Cet article concerne la toilette.*)

L'entretien de la bouche et des dents a pour but de prévenir la carie des dents, l'amas de phosphate de chaux, que l'on appelle vulgairement *tartre*, de conserver leur blancheur et d'empêcher l'haleine de devenir fétide.

Les moyens que l'on emploie le plus généralement pour cet objet, sont des frictions avec des brosses et des substances réduites en poudre

( *voir notre poudre à base de quinine* ) ou des gargarismes d'eau de rivière, aiguisée avec quelques acides végétaux non concentrés ; il faut s'abstenir des préparations minérales, parce qu'elles tendent à ramollir et à détruire les dents, et ternissent leur blancheur.

Je conseillerai avec avantage les teintures spiritueuses, aromatiques, qui, étendues d'eau, raffermissent le tissu des gencives et rendent la bouche fraîche : mon élixir (également à base de quinine et pyrèthre ), a été adopté et employé dans les hôpitaux militaires de Paris.

Il ne faut pas faire usage des poudres qui contiennent des acides concentrés, ou généralement toutes celles qui piquent la langue, parce que ces substances finissent par altérer le tissu des dents ( la poudre de corail, la crème de tartre, la poudre Naquet, la poudre Charlard, l'eau de M. Désirabode ), sont de ce nombre.

Quand le limon s'épaissit de manière à favoriser le dépôt des sels calcaires, les brosses deviennent alors nécessaires, mais il ne faut pas que les crins qui les composent soient trop rudes, parce qu'alors les dents pourraient se déchausser, ou même il pourait survenir de l'irritation.

Lorsque les dents sont surchargées de tartre, il faut préalablement les dégager avec une rugine (*cure-tartre*) en acier, parce que cet enduit destructeur s'opposerait à l'efficacité des remèdes : ensuite, selon que le tartre se forme et s'accumule plus ou moins facilement, il faut l'expulser et en prévenir le retour par toutes les mesures hygièniques, et par l'usage fréquent d'un bon dentifrice, en observant de n'employer à cet effet qu'une brosse convenable, et de ne la faire agir sur les dents que de haut en bas, de bas en haut, en dehors comme en dedans, mais principalement sur la mâchoire inférieure, parce que le tartre s'y fixe bien plus vîte; il faut aussi ne pas omettre de se rincer la bouche à plusieurs reprises avec de l'eau tiéde et animée de notre élixir à base de quinine, afin d'entraîner le limon détaché par l'action de la brosse, et d'assainir parfaitement la bouche. Lorsque l'émail se trouve attaqué par l'action trop prolongée du tartre, il est urgent de faire arrêter le plutôt possible, par un dentiste habile, les progrès de la carie et d'en garantir les dents saines, en ajoutant à l'usage des curatifs celui d'une préparation confortative, pour rendre de la vigueur aux parties offensées.

Si les gencives sont blafardes et relâchées dans leur tissu, c'est alors qu'on peut se servir de brosses rudes, afin de les stimuler et de les rendre plus vermeilles; lorsqu'elles sont gor-

gées de sang, l'emploi de ces brosses en amène
le dégorgement; souvent aussi les sels calcaires
sont en si grande abondance, que les moyens
indiqués ci-dessus deviennent infructueux : alors
il faut, dans ce cas, recourir, comme je l'ai déjà
dit, à un dentiste habile et capable, qui les
enlève sans ébranler les dents ni gratter leur
émail.

## DES INGESTA.

Le mot *ingesta*, comprend toute espèce d'a-
liment qui, introduit dans le canal intestinal,
sert à notre conservation en s'assimilant à notre
propre substance, après avoir été analysé par
l'acte de la digestion.

Les alimens sont solides ou liquides, simples
ou composés, selon qu'on les emploie tels qu'ils
sont fournis par la nature, ou qu'ils ont subi
quelques préparations.

Les alimens solides sont tirés du règne animal et du règne végétal.

La chair des animaux dont l'homme fait usage
habituellement, est choisie parmi les quadru-
pèdes, les oiseaux et les poissons; les racines,
les tiges, les feuilles, les fruits et les céréales,
sont les parties des végétaux dont il se nourrit
journellement, comme les racines potagères,
les cardons, etc., etc.

Les alimens liquides sont : l'eau, substance naturelle, et les boissons fermentées, telles que le vin, la bière, le cidre, l'hydromel et les liqueurs alcooliques, l'eau-de-vie, le rhum, etc.

La préparation des alimens doit être appropriée à l'état présent du malade; c'est pourquoi, lorsque les dents seront douloureuses et vacillantes, il ne faut pas prendre des alimens difficiles à broyer, car alors je recommanderai les potages.

Parmi les alimens tirés du règne animal, on doit choisir la chair des animaux d'une mastication facile; il faut qu'elle soit bien cuite et même réduite en hachis, si cela est nécessaire; quant au pain, qui est la base de notre nourriture, on ne doit en manger que la mie dans son état naturel, et faire surtout attention au degré de température des alimens, de peur que la sensibilité des nerfs dentaires, se trouvant trop exaltée par l'impression du froid ou du chaud, ne détermine une odontalgie plus ou moins aiguë. Ce régime convient également aux vieillards, pour qui la mastication devient difficile par la privation de leurs dents.

L'eau, universellement en usage, est formée de deux gaz (*l'oxigène et l'hydrogène*); le premier est dans la proportion de 88 parties, 29, et le second, dans celle de 11 parties, 71, pour 1,000;

pour qu'elle soit salubre, il faut que, dégagée
de sels calcaires et de toutes espèces d'immon-
dices, elle contienne de l'air et de l'acide carbonique; il faut à toutes, préférer l'eau de rivière ou de fleuve, qui coule sur un lit de sable
ou de matière salubre.

En général, toutes les eaux de rivières qui
traversent les pays où les lieux marécageux,
coulent presque toujours sur un terrain bour-
beux. Ces eaux sont de mauvaise qualité, leur
goût est très-désagréable; aussi il n'y a que les
classes indigentes qui s'en servent pour boisson.

Les eaux qui sont fournies par des puits qui
ont 25 ou 30 mètres de profondeur dans les
parties les plus élevées des villes, sont aussi
mauvaises que celles fournies des puits qui n'ont
que 3 ou 4 mètres de profondeur. Ces eaux sont
presque partout très-crues et insalubres, elles
contiennent toutes une plus ou moins grande
quantité de sulfate calcaire en dissolution.

Les eaux de fontaines sont plus légères et
plus limpides que les eaux de puits; comme ces
dernières, elles tiennent en dissolution du sulfate calcaire, mais en plus petite quantité il
est vrai; je ne parlerai pas des eaux minérales,
il y a trop peu de villes qui en possèdent de véritables; c'est à tort que quelques médecins ont
écrit dans les temps, qu'on en trouvait dans

quelques villes de provinces, parce que ces mêmes médecins avaient trouvé que quelques-unes de ces eaux contenaient un très-léger oxide de fer, dont les parties n'étaient simplement qu'en état de suspension ou d'interposition.

Quand l'eau contient des sulfates, des carbonates ou surtartrates de chaux, de potasse, de soude ou des débris de matières végétales et animales en putréfaction, elle nuit aux dents, en déposant sur elles une espèce de couche calcaire, comme on en voit des exemples dans certains pays, dont la plupart des habitans ont les dents gâtées par l'usage des eaux de puits, de marais, de citerne, etc. , etc. Alors, il faut dégager et purifier toutes ces eaux par l'ébulition de tous les corps hétérogènes qu'elles contiennent, puis les laisser refroidir à l'air libre avant de s'en servir.

Le vin est une boisson qui provient du suc du raisin fermenté; il contient de l'eau, de l'alcool, un ou plusieurs acides, du tartrate acidule de potasse, une matière extractive, colorante, et de l'arome : plus les vins sont vieux, plus ils conviennent à la santé.

Les boissons alcooliques, que l'on obtient par le moyen de la distillation des liqueurs fermentées et des substances mucoso-sucrées, prises avec excès, sont susceptibles d'irriter et même d'excorier la membrane muqueuse qui tapisse la bouche.

Il faut éviter l'excès des fruits acerbes, tels que le citron, le verjus, les groseilles, l'épine-vinette, etc., etc., parce qu'ils agacent les dents et les ramollissent à la longue.

## DES GESTA.

Le mot *gesta* comprend tous les exercices variés des parties mobiles du corps humain, plus ou moins favorables à l'entretien de la santé; je n'en parlerai que sous le rapport des efforts qui peuvent résulter de la division des corps durs placés entre les dents, et sous celui des différens degrés d'écartement des mâchoires, occasionnés par l'introduction de corps volumineux dans la bouche.

Lorsque les mâchoires sont rapprochées subitement, les dents s'appuient les unes sur les autres; la mâchoire inférieure se portant un peu en arrière, il résulte, par le frottement des dents, une sensation désagréable, que l'on appelle grincement ( *le trismus, ou serrement spasmodique des mâchoires dans le tétanos, est ordinairement accompagné d'un craquement de dents, par suite de leur pression* ); il faut alors éviter de couper ou casser quelque chose entre les incisives ( *ou dents du devant de la bouche* ), et de chercher à vaincre avec elles la moindre résistance.

Lorsque l'on veut introduire des corps volumineux dans la bouche, la mâchoire inférieure peut se luxer par son trop grand abaissement. Je ferai remarquer que plus les corps sont volumineux, moins ils sont susceptibles d'être divisés, parce qu'ils mettent obstacle au rapprochement des mâchoires et, conséquemment, à la force motrice des muscles, en arrêtant leur contraction. Je recommanderai surtout aux dames de ne jamais casser ou couper du fil avec leurs dents, comme le font généralement toutes les personnes qui s'occupent du travail de l'aiguille.

# MALADIES DES DENTS.

Les maladies des dents comprennent : *la carie, l'érosion, la nécrose, les abcès, la comsomption des racines des dents, l'exostose des dents, la périodontite, la fongosité de la pulpe dentaire, l'ossification de la pulpe dentaire, etc., etc., etc.*

## DES CARIES.

La *carie* est une perte 'de la substance des dents, produite par l'ulcération et la suppuration de leur tissu. Les causes de cette affection sont difficiles à reconnaître; cependant, d'après plusieurs observations, on a remarqué que dans certains pays elle est endémique; elle tient à la nature des eaux dont les habitans font usage, ainsi qu'à un *vice atmosphérique de l'air,* provenant surtout des exhalaisons marécageuses. Parmi ces causes, il faut aussi ranger l'exposition habituelle à l'émanation de substances irritantes et putrides, l'usage trop fréquent des acides et des mauvais alimens, et la constitution débile du sujet.

*L'ulcération*, produite par la carie, affecte une forme plus ou moins régulière, elle attaque plus souvent la couronne des dents que leurs racines. C'est plus généralement les côtés qu'elle affecte que la surface triturante. Lorsqu'on est appelé à examiner la bouche d'une personne atteinte de caries, il faut d'abord observer si elle est superficielle ou profonde.

Quand la carie attaque les racines des dents, sa marche est la même que pour la couronne; mais elle est plus rapide, parce que la substance éburnée s'ulcère plus facilement que l'émail;

elle fait éprouver des douleurs plus vives. Cette
ulcération est ordinairement déterminée par le
trop long séjour des substances alimentaires et
du tartre entre la gencive et le collet des dents,
qui sont alors déchaussées.

Certains dentistes ont avancé que la carie
était contagieuse par le contact immédiat : il
est vrai que les dents qui touchent à celles qui
sont attaquées de caries, en sont presque toujours atteintes. Ce phénomène est-il bien la
suite de la contagion, ou de la disposition des
dents à se carier, lorsque cette maladie est déclarée, ou bien ne provient-il pas plutôt de
causes déterminantes, devenues alors plus ac-
tives ?

La carie se manifeste le plus souvent à l'extérieur des dents. Les molaires y sont plus
sujette que les incisives et les canines : elles
en sont affectées par leur surface latérale, et
presque jamais sur leur bord tranchant ou sur
leur surface linguale. Dans les grosses molaires,
c'est ordinairement le fond d'une des petites
cavités de leur surface qui est le siége primitif
de la maladie; tandis qu'aux incisives c'est toujours sur les côtés qu'elle commence, surtout
lorsqu'elles sont contigües. irrégulières et très-
pressées les unes contre les autres.

Les dents de sagesse, dit M. MARJOLIN, sortent quelquefois cariées, quand leur éruption est tardive, et il arrive souvent que plusieurs dents correspondantes, du même côté, de la même mâchoire, sont attaquées en même temps et à des intervalles très-rapprochés.

Les dents de lait sont souvent affectées de caries, soit par suite de maladie, soit par une disposition naturelle. En général, les dents incisives sont moins exposées que les autres à cette maladie, et quand elle se manifeste, c'est presque toujours aux dents supérieures, dont elle détruit peu à peu la couronne jusqu'à la gencive, sans occasionner de vives douleurs.

La carie des dents est si commune, que peu de personnes, même dans la jeunesse et avec la meilleure santé, en sont tout-à-fait exemptes.

Les auteurs n'ont jamais été bien d'accord sur les véritables causes de la carie.

HUNTER pense que cette affection est une maladie héréditaire, et il la regarde comme une sorte de nécrose ou de mortification de la substance dentaire; Fox suppose un défaut dans la formation primitive des dents; quelques-uns pensent que la carie dentaire doit plutôt être rangée parmi les affections ulcéreuses; d'autres enfin, sont assez modestes pour dire qu'ils ignorent pourquoi les dents se carient. Je ne partage pas ces diverses opinions, mais j'admets une foule de causes *externes* et *internes*.

Avant d'avoir examiné avec soin les caractères particuliers que présentent les diverses espèces de caries des dents, on les distinguait jadis en carie *externe, interne, en carie blanche, carie noire, carie sèche, carie humide et carie pourrissante;* mais M. Duval en a fait une distinction de sept espèces variées, qu'il a désignées sous les noms de carie *calcaire, écorçante, perforante, charbonnée, diruptive, stationnaire, et carie simulant l'usure.*

### PREMIÈRE ESPÈCE.

CARIE CALCAIRE. Cette carie présente une légère dépression circulaire près de la gencive; l'émail est plus blanc que dans l'état naturel; il est très-friable, ressemble à de la chaux, et présente beaucoup d'inégalité. La dent attaquée de cette carie, jouit d'une grande sensibilité : elle est fréquente chez les jeunes enfans, à la suite des maladies inflammatoires graves, mais elle s'arrête avec l'âge. La partie altérée devient jaune et très-sensible. On peut attribuer cette carie au résultat de l'atrophie ou d'une percussion sur les dents. Sa marche est d'une lenteur extrême, on ne peut y apporter remède qu'en agrandissant la cavité, afin d'empêcher les humeurs visqueuses d'y séjourner. On cau-

térise profondément jusqu'à ce que la sensibilité soit détruite et que les parties molles soient
tout-à-fait desséchées. On introduit ensuite, le
matin et le soir, un petit tampon de coton im-
prégné d'une préparation légèrement acidulée.

### DEUXIÈME ESPÈCE.

CARIE ÉCORÇANTE. L'émail, dans cette espèce,
se présente toujours chez les personnes atteintes
d'affections *dartreuses*. Cet émail prend une
teinte jaunâtre près de la gencive, devient
excessivement friable et se détache de la dent
par parcelles. La substance de celles qui étaient
d'abord jaunes devient brune par la suite; c'est
alors qu'elle devient molle au point qu'on peut
la couper par petits morceaux. Une grande sensibilité existe où l'émail est encore adhérent.
Il faut, pour arrêter cette carie, à peu près la
même prescription que pour la carie calcaire;
de plus, il faut avoir soin de bien se brosser
les dents avec une brosse un peu rude et se
rincer ensuite la bouche avec un verre d'eau
alcoolisée, soit avec la teinture de pyrèthre ou
de gaïac, ou de cochléaria.

### TROISIÈME ESPÈCE.

CARIE PERFORANTE. Cette carie, la plus fréquente de toutes, se rencontre indistinctement sur toutes les parties de la couronne des dents qu'elle attaque. La substance osseuse est quelquefois jaune, d'autres fois brune, se ramollit, devient humide et très-fétide; la cavité s'agrandit avec plus ou moins de rapidité, elle se communique à l'extérieur par une petite ouverture étroite et arrondie. Elle se présente souvent sous la forme d'un entonnoir. Quelquefois la carie est longue, en forme d'un canal; les dents attaquées de cette carie sont très-sensibles à la moindre impression du froid, du chaud, et à tous corps étrangers, durs ou mous; lorsque l'inflammation s'est propagée jusqu'au bulbe dentaire, la pulpe se trouve à découvert, les douleurs deviennent insupportables, la couronne se détruit par petites portions, l'émail de la dent reste quelquefois seul et se casse par fragment. Lorsqu'il ne reste plus que la racine, les douleurs cessent ordinairement. Lorsque cette carie n'a pas encore fait éprouver de douleurs, le nerf n'est par conséquent pas encore à découvert; alors on nettoie bien la cavité, puis on introduit dedans des parcelles de plomb fusible (dont je donnerai la composition à la fin de cet ouvrage), puis on fait chauffer un petit fer ( *cautère* ) avec lequel on fond ce plomb, que l'on appuie ensuite avec le doigt, pour le forcer à s'étendre dans toute la cavité; mais si au contraire le nerf est tout-à-fait à découvert, on peut employer, pour calmer les douleurs atroces que cette carie fait endurer, le paraguairoux et d'autres substances dont le nombre est à l'infini, mais dont le succès n'est pas toujours certain. Le meilleur remède est d'extraire la dent ou de faire la section de la dent le plus près possible de la gencive, et de cautériser ensuite le nerf dentaire. Les racines restant dans les alvéoles étant saines, les maxillaires ne se déforment pas, et par ce moyen les joues n'offrent pas cette cavité que l'on remarque aux personnes qui ont eu le malheur de se faire extraire les dents.

QUATRIÈME ESPÈCE.

CARIE CHARBONNÉE. Cette carie ne s'observe guères avant l'âge de quinze ans; mais depuis cette époque jusqu'à trente ans, on la remarque chez les personnes atteintes de *rachitis* ou de *phtisies pulmonaires*. C'est ordinairement par une tache noire qu'elle s'annonce sur un des côtés de la dent; cette tache paraît transparente, de couleur bleue, à travers l'émail, elle se noircit par la suite et se détruit facilement. Bientôt une cavité succède à cette tache; cette cavité sèche, friable, noire, inodore est sans la moindre sensibilité. Cette carie fait des progrès rapides de trente à quarante ans; elle s'arrête aux racines de la dent; on peut la prévenir ou en arrêter les suites de la même manière que pour la carie calcaire, puis la plomber ensuite pour ne point laisser séjourner d'alimens dans la cavité.

### CINQUIÈME ESPÈCE.

CARIE DIRUPTIVE. Cette carie attaque presque toujours les dents incisives, les canines et quelquefois les petites molaires. C'est aussi chez les personnes *phtisiques* qu'elle se manifeste par une tache jaunâtre et avec déperdition de la dent vers le collet. Elle se propage obliquement et en profondeur du côté de la racine, en formant un sillon demi-circulaire, de couleur brune. La substance éburnée se ramollit et devient très-sensible aux impressions du froid, de la chaleur et au contact des acides et des corps solides. Cette carie fait des progrès rapides de vingt à trente ans; il arrive un moment où la couronne tombe séparée de la racine cariée, qui alors se brise. On peut conserver toutes les dents qui commencent à être affectées de cette carie, en la limant et en la disposant de manière à empêcher la moindre substance d'y séjourner.

### SIXIÈME ESPÈCE.

CARIE STATIONNAIRE. On pourrait donner à

chacune des caries que je viens de décrire le nom de *stationnaire*, autant que l'on serait parvenu à arrêter le progrès de la maladie de chacune d'elles; mais je nommerai plus particulièrement carie stationnaire, celle qui n'attaque que l'émail des dents, sans altérer les parties qui les couvrent. Cette carie arrive à la suite des maladies graves dont la convalescence est très-courte; quelquefois elle se développe par un rapprochement trop considérable des dents; elle ne fait aucun progrès lorsque l'espace qui les sépare du bas, est devenu plus considérable par l'action de la lime au moyen de l'art, ou qu'il ait été naturellement produit par suite de la maladie.

### SEPTIÈME ESPÈCE.

CARIE SIMULANT L'USURE. Cette dernière espèce de carie est assez difficile à reconnaître; dans son principe, elle présente plutôt une carie guérie que celle qui commence à se former. Elle a son siége sur la surface triturante des dents molaires. On la remarque par une dépression dont le fond est quelquefois de niveau avec le collet; cette carie est lisse et très-unie; elle est tantôt très-jaune, tantôt brune, et le poli de son émail la fait confondre avec l'usure proprement dite des dents; mais l'inspection des dents opposées ne laisse rien à la sagacité des observations de l'habile praticien.

L'agacement des dents, leur sensibilité, leurs douleurs sont autant de signes qui peuvent nous caractériser l'existence de cette carie. On est quelquefois obligé de se servir de la sonde pour s'en assurer, surtout lorsqu'elle a son siége sur les parties latérales des dents ou près de leurs racines; mais le dentiste habile n'a besoin que de la seule inspection pour reconnaître cette maladie. Le traitement de ces caries, en général, nous présente deux choses bien distinctes : 1° de préserver les dents saines de cette affection morbide; 2° de chercher à remédier aux désordres qu'elle a produits, en tâchant d'en arrêter les progrès à l'aide des moyens que j'ai indiqués pour la carie calcaire.

## CONSOMPTION DES RACINES DES DENTS.

Cette maladie se remarque assez souvent chez les personnes d'un tempérament *bilieux*, à l'âge de quarante à cinquante ans, chez des individus qui éprouvent à cette époque de la vie, un changement marqué dans leur constitution ; tantôt chez des femmes, jeunes encore, dont la santé se dérange par suite de couches. Elle est très-lente à se déclarer, et ce n'est guères qu'après la troisième ou quatrième année qu'elle se fait sentir.

On reconnaît la consomption des racines des dents, par la décomposition des substances qui les environnent; elle se caractérise par l'inflammation du périoste qui recouvre ces racines, et la suppuration des tégumens qui les enveloppent. Lorsque cette inflammation s'est propagée jusqu'au bord alvéolaire, la racine attaquée de consomption, étant alors un corps étranger pour l'alvéole, se trouve chassée par cette dernière, en se consommant peu à peu et se séparant du nerf dentaire qui se dessèche.

Le désordre produit par la consomption des racines des dents et par la suppuration des tégumens qui les enveloppent, s'étendà plusieurs dents à la fois. Cette maladie est locale dans son principe, mais elle fait bientôt de très-grands progrès, et peut même attaquer toute l'arcade dentaire.

Pour remédier aux désordres de cette maladie, il faut être prudent près du malade, lui conseiller l'extraction de la dent autour de laquelle on aperçoit le suintement de la gencive. Moins la dent attaquée est chancelante, plus la maladie est locale et facile alors à détruire. Si cette affection s'étendait tout à la fois sur l'une ou sur l'autre mâchoire, ou même sur toutes les deux en même temps, on pourrait sinon l'arrêter, mais du moins en ralentir la marche, en faisant l'extraction des deux ou trois dents les plus ébranlées à chaque mâchoire. Négliger cette opération, ce serait s'exposer à voir tomber toutes les dents.

On peut ralentir la marche de cette maladie, par l'emploi des toniques ou l'application du cautère actuel sur le siége du suintement.

### EXOSTOSE DES DENTS.

Il est difficile, avant l'extraction des dents, de reconnaître cette maladie, qui n'affecte que leurs racines : elle existe quelquefois sur un côté de la dent, qui présente alors une forme arrondie et anguleuse; mais quelquefois aussi elle occupe tout le pourtour et la hauteur de la racine. Elle se rencontre souvent avec la consomption enkystée.

Cette maladie étant souvent le résultat de l'engorgement et de l'ossification du périoste dentaire, se manifeste particulièrement chez les individus dont les dents sont devenues douloureuses par l'action d'une diathèse goutteuse ou rhumatismale.

Le dagnostic de cette maladie est très-difficile à porter : on ne peut guère qu'en soupçonner l'existence à la douleur gravative qui l'accompagne, mais dont l'intensité n'est pas toujours la même. On peut encore soupçonner sa présence à la mobilité d'une dent malade, et au gonflement de son alvéole.

Il faut combattre la douleur de cette maladie par les topiques émolliens, les narcotiques, les saignées locales, et par les révulsifs; si la douleur reste la même après ces traitemens et que la dent soit chancelante, il faut alors en faire l'extraction.

### DE LA PÉRIODONTITE.

Lorsque cette maladie est chronique, elle produit la consomption des racines des dents; lorsqu'elle est aiguë, elle se caractérise par une douleur sourde qui devient aiguë et pulsative, quoique la dent paraisse saine; la gencive se gonfle et devient rouge et douloureuse; souvent ce gonflement se propage à la joue. Pour la combattre, il faut administrer des gargarismes émolliens et narcotiques, appliquer des sangsues au-dessous des angles des mâchoires, et prescrire des bains de pieds.

Cette maladie ne passe jamais à l'état chronique sans être entretenue par une cause interne, telle que les vices *scrofuleux*, *arthrétiques*, *vénériens*, *scorbutiques*, *etc.*, *etc.*

4

Comme l'a dit le savant professeur MARJOLIN, elle occasionne entre les dents et les gencives un écoulement puriforme et fétide, qui déchausse et ébranle les premières et ramollit les secondes. On éprouve beaucoup de difficultés pour guérir cette affection; on y parvient cependant en administrant des lotions *anti-scorbutiques*, *astringentes*, *spiritueuses*. Il est nécessaire aussi de brosser tous les jours les gencives et le collet des dents avec une brosse douce trempée dans une décoction astringente.

Il m'est souvent arrivé d'appliquer des sangsues sur les gencives tuméfiées, et j'en ai obtenu un résultat satisfaisant.

Il faut varier le traitement suivant la cause de la maladie; il est nécessaire souvent de le seconder, en appliquant de petits exutoires derrière les oreilles ou derrière le col.

## DE L'ODONDITE.

Dans cette maladie, la douleur se fait plus généralement sentir chez les adultes que chez les enfans, elle se développe plutôt dans les dents cariées, que dans celles qui sont saines. Elle est plus fréquente lorsque la carie approche de la cavité dentaire, que lorsqu'elle s'y-est fait une ouverture. La douleur est plus vive lorsque les dents commencent à s'user, que quand l'usure est considérable. L'inflammation se caractérise par une douleur aiguë, qui augmente lorsque l'on percute la dent sur ses côtés.

Cette douleur se propage aux gencives et à la mâchoire, du troisième au quatrième jour, si elle ne diminue pas progressivement. Tous les nerfs de la face y participent et la rendent pulsative : souvent elle disparaît subitement sans prendre ce caractère; la dent alors ne fait plus sentir qu'une espèce d'engourdissement au malade. Il arrive souvent qu'on est obligé de l'extraire; en l'examinant avec attention, on y reconnaît *l'inflammation, la suppuration et la gangrène de la pulpe.*

Ces causes sont très-nombreuses, et elles sont occasionnées le plus souvent par les fortes impressions du *froid* et du *chaud*, et par le plus petit choc sur les dents cariées. Le séjour de quelques parcelles d'alimens introduits dans ces caries, y donne lieu, ainsi que toutes les maladies en général. Elle est quelquefois instantanée, légère, aiguë ou chronique, continue ou intermittente, et avec des accès réguliers ou irréguliers. On peut employer pour la combattre, le traitement des narcotiques, tels que l'extrait d'opium, l'encens, la myrrhe et quelqu'autre gomme-résine, le nitrate d'argent, le sulfate de potasse caustique : on en introduit un petit morceau dans la cavité après l'avoir desséchée, et on le recouvre ensuite d'un petit tampon de coton. On peut encore employer les acides concentrés, les éthers, les huiles essentielles, avec chance de succès.

On peut parvenir à détruire la pulpe dentaire, en cautérisant la carie avec le nitrate d'argent liquide ou les acides, lorsqu'elle est à découvert sur les incisives, les canines ou les petites molaires. Si l'inflammation était forte et douloureuse, on pourrait la calmer par des lotions émollientes, réitérées souvent, et en les gardant dans la bouche pendant quelques minutes, en appliquant des sangsues derrière l'oreille du côté malade, en faisant tenir la tête bien chaudement, et prescrire quelques bains de pieds sinapisés. Si tous ces moyens ne réussissent pas, le meilleur serait d'extraire la dent malade.

## FONGOSITÉ DE LA PULPE DENTAIRE.

On remarque cette affection, lorsqu'à la suite d'une maladie, l'orifice du canal de la dent est dilaté, la pulpe tuméfiée devient consistante et rouge; elle forme un cordon plus volumineux que dans l'état naturel; ce cordon se continue avec la membrane alvéolo-dentaire. La dent est très-sensible au contact des corps étrangers ; chez quelques sujets il se forme une petite tumeur rouge, qui se durcit promptement et disparaît. On remédie à cette affection en incisant la fongosité, ou en la cautérisant : lorsque tous ces moyens ne produisent aucun succès, on fait l'extraction de la dent. (MARJOLIN.)

J'ai parlé de l'ossification de la pulpe dentaire en même temps que de l'usure des dents : je dirai seulement en passant, que dans cette affection, il se forme très-souvent dans les dents cariées un petit osselet qui reste suspendu dans la pulpe.

Telles sont les maladies qui affectent généralement les substances dentaires.

# DES MALADIES DE LA BOUCHE.

Les maladies de la bouche attaquent ordinairement la membrane muqueuse de cette cavité. Au nombre de ces maladies sont compris les *aphtes*, *les ulcères scorbutiques*, *les ulcères vénériens ou syphilitiques*.

## DES APHTES.

Les *aphtes* sont des excoriations de la membrane muqueuse de la bouche, qui se montrent sous l'aspect de petits tubercules blanchâtres; leur forme est irrégulière et plus ou moins étendue; elles sont superficielles et font éprouver au malade un sentiment de chaleur brûlante. Leur présence se manifeste le plus ordinairement à la face interne des lèvres, vers les angles de leurs commissures, et sur les bords latéraux de la langue. On les remarque le plus ordinairement chez les adultes. Elles sont disséminées en pustules solitaires, de la grosseur d'un grain de millet; elles se réunissent quelquefois de manière à former une croûte assez épaisse; elles sont tantôt *transparentes, opaques,* et quelquefois de couleurs *livides, jaunâtres* ou *noires.*

Les causes qui les produisent tiennent à une disposition du sujet à l'inflammation, à l'abus des liqueurs fortes ou des substances stimulantes, à l'irritation que détermine la fumée de tabac chez les fumeurs, etc., etc., etc. Elles peuvent encore provenir d'une cause débilitante. On les combat par les émolliens, les antiphlogistiques, les styptiques ou les toniques. Le traitement le plus généralement employé, consiste à les toucher avec le nitrate d'argent, ou

un pinceau de charpie trempé dans du *miel rosat,*
ou *le collyre de Lanfranc.* On parvient encore à
les guérir en faisant rincer la bouche avec le
sirop de vinaigre ou l'oximel étendus d'eau.
Les boissons raffraîchissantes propres à cette
maladie, sont l'eau d'orge miellée, la limonade
cuite, les infusions de mauves, de violettes, etc.,
édulcorées avec des sirops, etc., etc.

L'usage immodéré des mercuriaux occasionne
des aphtes qui diffèrent essentiellement des
premières, quoiqu'elles aient à peu près le
même aspect; elles sont presque toujours ac-
compagnées du gonflement des glandes salivaires et de salivation.

Ces aphtes sont superficielles et causées par
la rupture de l'épiderme qui recouvre la membrane muqueuse de la bouche, dont toutes les
parties sont tuméfiées, ce qui en empêche l'ouverture et, comme les précédentes, elles font
éprouver un sentiment de chaleur brûlante. Pour
les guérir, il faut suspendre l'usage des mercuriaux et prescrire des gargarismes émolliens.

## DES ULCÈRES SCORBUTIQUES.

Les ulcères scorbutiques sont de couleur *lie
de vin* et *baveux,* et ils laissent écouler une sanie
purulente et sanguinolente, d'une odeur fétide;
les gencives ont une couleur livide, elles se

gonflent, s'amollissent et saignent par la moindre pression qu'on exerce sur elle; les dents se
déchaussent, vacillent dans leurs alvéoles et
s'enduisent de tartre et de limon jaunâtres; les
lèvres et la langue prennent une teinte brunâtre,
l'haleine est très-fétide, le teint est plombé; il
se manifeste à l'intérieur des pétéchies et des
ecchymoses qui affectent particulièrement les
extrémités inférieures; les forces du malade
diminuent à un tel point, qu'il tombe dans une
faiblesse et une nonchalance extrême; les gencives et les dents reviennent rarement à leur
état naturel. Chez les personnes qui ont été
atteintes de scorbut, elles finissent toujours par
se carier ou par tomber sans douleur.

Dans le traitement du scorbut on prescrit
les sucs de citron, d'oseille, de crucifères, et
toutes les préparations anti-scorbutiques ou
toniques, sous la forme de vins, de sirops,
d'apozèmes, etc. Il faut surtout que le malade
respire un air pur et sec et qu'il se tienne dans
la plus grande propreté.

## DES ULCÈRES SYPHILITIQUES.

Cette maladie, contagieuse par le contact
immédiat, résulte de la présence d'un virus qui
a la faculté de s'inoculer, et par suite d'infec-
ter toutes les parties de l'économie, si l'on ne

se hâte pas de la combattre à sa naissance. Les symptômes de la syphilis sont très nombreux, et se montrent sous différentes formes, telles que des *pustules*, des *exostoses*, des *ulcères*, des *caries*, etc. : mon sujet ne se bornant qu'aux lésions de la bouche, je parlerai seulement des *ulcères vénériens*, et donnerai la description de l'*ozène*, un des plus horribles symptômes de cette maladie.

Les ulcères primitifs commencent par une petite pustule ou une tache rougeâtre, accompagnée de prurit : cette tache devient vésiculeuse et s'ulcère aussitôt que la vésicule est ouverte. Lorsque l'ulcère vénérien est formé, il s'étend en largeur ou en profondeur, ses bords sont coupés droits; c'est surtout à ce signe qu'on les reconnaît. Le pus qui en découle est *grisâtre*, *couenneux*, *adhérent*, et répand une odeur *sui generis*. Lorsque ces ulcères existent sur la peau, ils se propagent à l'infini; de telle sorte qu'ils se cicatrisent dans un endroit pour reparaître bientôt dans un autre. Dans les syphilis anciennes, ils se promènent sur la surface du corps et laissent de très-larges cicatrices bosselées et lisses au toucher.

L'ozène est la suite des ulcères vénériens consécutifs, qui n'apparaissent à la gorge qu'à une époque très-éloignée du temps où l'on s'est exposé à contracter le virus vénérien. On appelle cette affection OZÈNE, à cause de l'odeur fétide que les malades exhalent par le nez et par la bouche.

Au début de cette affection, les ulcères qui se montrent à l'arrière-bouche, occupent le plus ordinairement les amygdales, les piliers, la voûte et le voile du palais. Ils sont plus excavés que les ulcères primitifs, d'une couleur gris sale, quelquefois brune ou jaunâtre, et circonscrits par une auréole rouge plus ou moins foncée, leurs bords sont inégaux, comme frangés et coupés perpendiculairement, ils sont plus gonflés que les ulcères primitifs.

A mesure que les ulcères du voile du palais s'étendent et se multiplient, les fosses nasales et la voûte palatine participent aux progrès de la maladie. Bientôt il survient des abcès, suite de la carie des os, qui amènent la destruction d'une grande partie de la mâchoire supérieure. Cet accident se reconnaît à un pus plus ou moins abondant et mêlé de fragmens osseux, que l'on attire en se mouchant ou lorsque l'on crache; peu à peu la cloison nasale et les os propres du nez se détruisent ainsi que la voûte palatine, qui finit par se réduire à un tel point, qu'il ne reste plus que le bord alvéolaire dont le rétrécissement progressif amène la chûte des dents. Dans cet état, la figure devient hideuse et dégoûtante, à cause de la perte des os propres du nez et de l'écoulement habituel d'un pus fétide; les cavités bucales et nasales n'en formant plus qu'une par suite de la destruction de la voûte palatine et de la cloison des fosses nasales, la voix devient rauque, et l'articulation des sons ne s'effectue plus qu'imparfaitement.

La guérison de cette maladie s'obtient par l'usage des mercuriaux sagement administrés; mais comme je ne me suis pas proposé de décrire dans cet ouvrage les affections vénériennes, je renvoie ceux qui voudraient avoir une connaissance plus approfondie de ces affections, aux ouvrages qui en traitent spécialement.

## DES ABCÈS.

L'abcès est une tumeur circonscrite, formée par une collection purulente. Ceux qu'on rencontre aux mâchoires se manifestent ordinairement entre le bord alvéolaire et les gencives, quelquefois dans les alvéoles mêmes et dans leur sinus maxillaire. Ceux qui se forment entre le bord alvéolaire et les gencives donnent naissance à de petites tumeurs oblongues, qui sont toujours la suite d'une légère inflammation. Ils n'offrent aucuns dangers; pourtant on

doit y porter attention, parce qu'elles pourraient dégénérer en *fistule;* dans ce cas il s'é-
coule pendant un certain temps une petite
quantité de pus; ensuite le trou fistuleux se
ferme, alors il se forme de nouveau une collection purulente, qui fait plus tard r'ouvrir le
trou. On remédie à cette incommodité en faisant une incision avec le bistouri. Si cette affection provenait de la carie des dents ou des
racines qui seraient restées à la suite d'une
fracture, il faudrait extraire ses parties osseuses.

On reconnait la présence du pus dans les
alvéoles à la douleur que le malade éprouve
lorsque l'on appuie sur la dent, et à un sentiment de fluctuation quand la dent vacille; il
est facile de se tromper sur le diagnostic de
ces collections purulentes lorsque les dents
sont immobiles. Lorsque le malade souffre par
trop, et que l'écoulement du pus ne peut se
faire convenablement, il faut extraire la dent
autour de laquelle on aperçoit un suintement
purulent.

*Les abcès des sinus maxillaires* sont des collections de pus dans ces cavités, déterminées par
l'inflammation de la membrane qui les tapisse.

On leur donne aussi issue en arrachant la
deuxième petite molaire et la première grosse,

dont les racines pénètrent très-souvent dans ses sinus. Lorsqu'elles n'y communiquent pas, ou bien que l'ouverture est trop étroite, on achève l'opération avec un instrument perforatif, au moyen duquel on parvient dans la cavité maxillaire.

## DES FONGUS.

Les fongus sont des espèces de végétation de la membrane qui tapisse le fond des cavités alvéolaires, et qui, à mesure qu'ils se développent, font éprouver de la douleur et tendent à chasser les dents sous lesquelles ils se trouvent. Ces tumeurs sont ordinairement molles et fongueuses, quelquefois dures et cartilagineuses ; elles s'élèvent des gencives par un ou plusieurs tubercules du fond des alvéoles entre les dents qui sont altérées. On les attribue quelquefois à la carie ou à la nécrose qui affecte les alvéoles et même le corps de l'une ou l'autre mâchoire. Quoique généralement molles, ces tumeurs sont susceptibles de devenir plus consistantes, et dans certains cas elles acquièrent, comme je l'ai déjà dit, une dureté presque cartilagineuse ; il est des cas où elles conservent leur mollesse jusqu'à la fin ; il en est d'autres qui restent toujours fermes ; lorsqu'elles sont molles et spongieuses, elles sont percées de plusieurs ouvertures, d'où suinte continuellement une humeur visqueuse, puriforme et souvent sanguinolente.

Leur présence sur les gencives n'a pas toujours lieu de la même manière : quelquefois elles y tiennent par un simple pédicule, d'autres fois par une base plus ou moins large. Lorsque cette base est confondue avec leurs tissus, elles s'insinuent quelquefois à travers les interstices des dents, pour aller attaquer le côté opposé du bord alvéolaire; par ce moyen elles deviennent difficiles à enlever.

Il ne faut pas confondre ces tumeurs avec le gonflement des gencives produit par une diathèze scorbutique. Il ne faut pas non plus les confondre avec le sarcome de l'os maxillaire, ni avec le flegmon des gencives, dont les symptômes sont tout-à-fait différens de ceux que présentent les épulies : leurs abcès sont toujours accompagnés de chaleur, de rougeur et d'un gonflement considérable à la joue. En général, cette maladie est lente à se développer : on parvient à la guérir par les antiphlogistiques, le cautère actuel et les instrumens tranchans.

## DES POLYPES.

Les polypes sont des tumeurs d'une consistance variable, formées de tissus cellulaires, de tissus fibreux, de vaisseaux sanguins et de matières gélatineuses plus ou moins concretées et en proportions diverses. Ils se développent le plus souvent dans les fosses nasales et dans les sinus maxillaires.

Les polypes que l'on rencontre dans les fosses nasales sont des tumeurs molles et innocentes que l'on extirpe avec des pinces; mais lorsqu'ils sont d'une nature consistante, et qu'ils occupent les sinus maxillaires et deviennent volumineux, ils distendent ces cavités à un tel point, que les maxillaires se déforment et défigurent la personne qui en est atteinte. La mastication devient alors pénible, les dents correspondant aux tumeurs, changent de situation et tombent. Cette maladie étant du ressort de la haute chirurgie je m'abstiendrai d'en parler davantage.

### DE L'OSTÉOSARCOME.

On donne le nom d'ostéosarcome à une dégénérescence cancéreuse du tissu osseux, dont les causes sont ordinairement inconnues.

L'ostéosarcome des mâchoires est caractérisé par la transformation de leur tissu osseux en une matière molle, lardacée et carcinomateuse. Cette désorganisation des os est très-dangereuse, elle peut donner la mort.

Le chirurgien dentiste expérimenté et prudent, lorsqu'il reconnaît cette maladie, doit envoyer le malade auprès d'un habile chirurgien d'après le précepte d'Hyppocrate sur cette affection : ( *Noli me tangere* ).

### DE LA NÉCROSE DES MACHOIRES.

La nécrose, la mort ou la gangrène partielle des mâchoires est souvent le résultat des affections scrophuleuses, et surtout des maladies vénériennes anciennes. Dans cette affection, une portion des maxillaires se sépare au moyen d'une suppuration sanieuse et infecte, et prend alors le nom de séquestre. *Cette maladie appartient à la haute chirurgie.*

### LUXATION DE LA MACHOIRE INFÉRIEURE.

La luxation de la mâchoire inférieure a lieu chaque fois qu'elle est portée en bas et en arrière; elle ne peut avoir lieu qu'en avant; les *condyles* abandonnent les cavités *glenoïdes* en glissant au-dessous de l'*apopyhse transverse du temporal*, en se portant en avant et en haut dans la fosse *zigomatique*, où ils font une saillie remarquable. Dans cet état il survient aux muscles abaisseurs une forte contraction aidée par celle des petits *ptérigo-maxillaires;* les capsules se tendent et se déchirent, ainsi que le ligament externe.

Le corps de la mâchoire est fixé en bas et en arrière par les muscles abaisseurs.

Les *condyles* en quittant les *apophyses trans-verses*, se portent immédiatement devant cette éminence; ils entraînent avec eux le *cartilage inter-articulaire* qui leur présente une autre cavité où ils s'arrêtent. Ils ne peuvent aller plus loin, parce que les fosses *zigomatiques* sont non-seulement occupés par les *petits ptérigo-maxillaires* et beaucoup de graisse, mais encore par une petite partie des fibres des *temporo - maxillaires;* ces muscles sont tellement tendus, qu'ils s'opposent à ce que les *condyles* avancent du côté des fosses *zigomatiques ;* ils les forcent même à rester devant les *apophyses - transverses.* Les éminences compriment les nerfs *temporaux profonds*, la bouche est ouverte outre mesure et la mâchoire ne peut plus se rapprocher de la supérieure. Cet accident est ordinairement la suite des forts abaissemens de la mâchoire produits par le *baillement* ou l'introduction d'un corps volumineux dans la bouche; dans cette position les nerfs dentaires sont allongés.

C'est à l'état de ces différens nerfs que l'on peut attribuer les douleurs que les malades éprouvent dans cette luxation, quoique le tiraillement des muscles puisse y contribuer aussi. L'arcade dentaire inférieure dépasse un peu la supérieure; les joues et les régions temporales sont aplaties. On observe un enfoncement devant les oreilles, produit devant l'emplacement des *condyles*, et on sent au-dessous des os des *pommettes* la saillie des éminences *coronoïdes*.

Le doigt introduit dans le conduit auditif externe, sent un vide dans l'endroit qu'occupaient les *condyles*; enfin le malade ne peut ni parler, ni avaler, dans les premiers temps de la maladie. ( RICHERAND. ) Tels sont les signes quand elle est récente; mais au bout de quelques jours, les *condyles* remontent dans la fosse *zigomatique*, la mâchoire s'élève, le malade recouvre insensiblement la faculté de parler et d'avaler. ( *Le même.* )

Les glandes salivaires sont pressées par la mâchoire, elles secrètent une grande quantité de salive qu'elles laissent couler au dehors; enfin toutes les fonctions de la bouche sont dérangées. Dans cette position le malade ne court aucun danger de la vie, comme on pourrait le craindre; l'expérience a démenti l'aphorisme dans lequel HYPPOCRATE dit : *Que la luxation de la mâchoire inférieure est mortelle lorsqu'on ne la réduit pas avant le dixième jour.*

La réduction de cette luxation est très facile, quelque soit l'étendue du déplacement de la

mâchoire, les muscles *temporo - maxillaires* d'a-
bord très allongés, agissent dans le premier
instant sur l'os maxillaire lui-même comme des
cordes tendues. Ces muscles s'accoutument d'a-
bord à cet état; puis bientôt ils reprennent leur
action, ils se contractent en agissant sur l'*apophyse coronoïde*, la porte en haut et en arrière en
faisant reculer les *condyles*, il les ramène dans
la cavité *glénoïde*, si l'*apophyse* ne s'y oppose
pas.

Le muscle grand *ptérigo-maxillaire*, vu sa
disposition, forme une ligne qui passe du haut
en bas dans l'axe du *condyle*, en décrivant un
angle aigu qui tend à relever le corps de la mâchoire en faisant reculer ses branches.

Pour achever la réduction, il faut seulement
vaincre la résistance des muscles que je viens
d'indiquer, en pressant la partie postérieure du
corps de la mâchoire, et en levant le menton
avec la paume de la main; on dégage les *condyles* de devant les *apophyses articulaires des temporaux*, en les portant un peu en devant et en
bas, puis les repoussant tout-à-coup en arrière,
jusques sur les *apophyses transverses*. Arrivé sur
ces éminences, les *condyles* glissent dessus et
sont portés en arrière; alors ils rentrent dans
leur cavité par la seule action des muscles élévateurs de cette partie.

On peut encore réduire la luxation en faisant
asseoir le malade sur un tabouret, la tête ap-
puyée contre la poitrine d'un aide, dont les
mains croisées sur le front le tiennent en l'as-
sujettissant. Le chirurgien garnit ses pouces de
linges, et les place le plus en arrière possible,
sur les dernières grosses molaires, pendant
qu'il embrasse la mâchoire avec les quatre derniers doigts fléchis sous le menton. Cela fait,
il abaisse l'os en pressant avec les pouces sur
les grosses molaires, le porte en arrière afin de
dégager les condyles, et relève le menton avec
les derniers doigts, lorsqu'il sent que les muscles s'allongent. Presque toujours, au moment
où les condyles se dégagent, les élévateurs de
la mâchoire se contractant spasmodiquement,
font rentrer les condyles dans les cavités glenoïdes d'une manière si brusque et si violente,
que l'opérateur courrait risque d'être mordu,
s'il ne portait ses pouces en dehors pour les placer entre les arcades dentaires et les joues.

( RICHERAND. )

Ce déplacement articulaire serait très fréquent chez les enfans qui ne connaissent point
le juste rapport entre la grandeur de leur bouche et le volume des corps qu'ils veulent y introduire, si la nature n'y eut sagement pourvu;
aussi observe-t-on que les branches de la mâ-

choire inférieure à cet âge sont moins relevées sur son corps et qu'elles en ont presque la direction, d'où il résulte que le centre des mouvemens est toujours dans les cavités glenoïdes, que les condyles n'abandonnent jamais, quelque soit le degré d'abaissement de la mâchoire.

Au moment de l'opération, les *condyles* produisent un certain bruit en rentrant dans les cavités *glenoïdes;* la mâchoire inférieure étant subitement attirée vers la supérieure par la contraction des muscles élévateurs, appelés *masséters, ptérigoïdiens* et *temporaux.* On reconnaît alors que les parties sont bien remises lorsque les mouvemens d'abaissement, d'élévation, de déduction s'exécutent. Pour éviter que ces accidens se renouvellent, il faut que le malade garde le repos de ses mâchoires pendant un certain temps, puis il se nourrira d'alimens doux et peu consistants. Il faut appliquer ensuite un bandage au-dessus de la tête et au dessous du menton appelé vulgairement *mentonnière*, pour empêcher que le baillement n'ait lieu.

Il m'est arrivé en 1836, de réduire une luxation par une peur; le 10 de juin de cette année, je fus appelé rue du Faubourg-Saint-Martin, n° 16, pour un jeune homme qui s'était luxé la mâchoire en baillant; la mâchoire pouvait avoir deux pouces d'abaissement à partir de l'arcade dentaire supérieure ; sans prévenir les parens, je dis au jeune homme de s'approcher près de la fenêtre, auprès de laquelle j'avais préparé une chaise, je le priai de passer devant et de s'asseoir ; au moment où il se courbait pour le faire, je retirai promptement la chaise, le jeune homme, qui ne s'y attendait pas, tomba et voulut pousser un cri ; l'action des muscles fut si forte par la peur qu'il avait eue, que la mâchoire reprit de suite sa position. Je lui fis mettre une mentonnière, et lui prescrivis des alimens liquides pour nourriture pendant quelques jours. Je le revis plusieurs jours après et aucun accident n'était survenu par suite de cette réduction.

# DE L'EXTRACTION DES DENTS.

L'extraction est une opération par laquelle on sépare les dents des mâchoires, au moyen d'un effort qui surpasse la résistance que ces organes osseux opposent sur les bords alvéolaires.

La *clef de Garangeot* est l'instrument le plus usité pour ce genre d'opération.

La *clef* est un instrument assez compliqué, composé d'un crochet mobile dirigé transversalement sur une surface plane, et est de la forme d'un carré long, que l'on nomme *panneton*, lequel est placé à l'extrémité d'une tige recourbée, et terminé à l'autre bout par un manche en forme de ( T ); c'est de ce manche que dépend toute la force que l'on a besoin d'avoir pour faire l'extraction d'une dent molaire.

Lorsqu'on se sert de la clef pour faire l'extraction d'une dent, il faut bien faire attention à la manière dont elle est gâtée, parce que l'effort que l'on fait pour vaincre la résistance qu'oppose la dent, peut être nul, ou se transmettre de manière à la briser. Les crochets au lieu d'être construits en arc de cercle, doivent être faits en forme de coude recourbé-court et carrément, descendant à angle droit, et décrivant un arc rentrant; de cette manière on peut prendre tel point d'appui convenable, sans crainte de fracturer la dent.

Le docteur Delabarre montre le désavantage de se servir des crochets ronds et s'exprime ainsi : « *L'extrémité fourchue d'un crochet qui dé-*
» *crit un trop petit arc de cercle, a l'inconvénient*
» *d'abandonner le point où il est nécessaire qu'il reste*
» *fixe, pendant le mouvement de rotation du levier*
» *( clef ). Ce n'est plus alors le bout du crochet qui*

» *soulève la dent à son collet; mais le milieu de ce*
» *même crochet prend la dent sur le corps de la cou-*
» *ronne, et la brise souvent au niveau de la gencive.* »

Les auteurs qui ont modifié la clef de Ga-
rengeot chacun à leur manière, sont : MM. *Jour-*
*dain, Bourdet, le frère Côme, Laforgue, Duval,*
*Anguermann de Leipzick, Maury et Delabarre;* mais
ces savans praticiens ont encore laissé à per-
fectionner cet instrument. Celle que je soumets
au public a occupé plusieurs de mes veilles à
sa perfection : le crochet est à angle droit et à
griffes. C'est cette clef qui me sert pour toutes
espèces d'extractions, et dans telle position que
se trouve la carie de la dent, les difficultés s'ap-
planissent par la mobilité du crochet, qui imprime de lui-même un mouvement de rotation
lorsque la dent l'exige, comme par exemple les
dents de sagesse de l'une et de l'autre mâchoire,
qui exigent quelquefois d'être tirées d'avant en
arrière, ou en sens inverse; d'autrefois elles
impriment un mouvement de torsion, auquel
les autres clefs ne peuvent répondre; aussi arrive-t-il souvent qu'on les casse par rapport à
la fixité de leur crochet.

Beaucoup de dentistes, qui ont écrit sur les
dents et sur les maladies de la bouche, ont dé-
crit cette opération, chacun selon sa manière
de la faire; les uns ont donné une explication

assez détaillée sur cette opération, d'autres ont dit, en parlant de l'extraction des dents de la mâchoire supérieure, qu'il fallait le moins possible extraire les dents incisives, les canines et les petites molaires, parce que l'on pouvait perdre l'œil, du côté où on faisait l'extraction, à cause de la rupture du nerf. Il arrive souvent et presque toujours, qu'une grosse larme, il est vrai, tombe de l'œil du côté où on fait l'extraction d'une *canine* ou d'une *petite molaire,* et souvent même d'une *grosse molaire;* mais alors cette larme est involontaire, et elle est occasionnée à la suite de l'ébranlement porté dans les nerfs de l'œil, par la rupture du nerf dentaire, et c'est sans doute pour ce larmoiement, que quelques personnes ont dit qu'on pouvait perdre un œil par suite de l'extraction d'une dent; mais le plus simple raisonnement ne permet pas d'y croire.

Une observation tirée dans les *éphémérides des curieux de la nature,* dit, qu'il est cependant arrivé, mais très rarement, que l'œil avait été malade après l'extraction d'une *canine,* (appelée vulgairement *œillère*). Je suis plutôt porté à croire qu'une cause cachée s'était déclarée après l'opération et qu'elle avait fait attribuer à celle-ci ces tristes effets.

Un médecin, de mes amis, me disait un jour

que par suite d'une violente douleur qu'il res-
sentait dans la mâchoire supérieure, il s'était
fait ôter une grosse dent molaire, à laquelle il
attribuait cette douleur; peu de temps après il
lui survint une ophtalmie violente du côté où
la dent avait été tirée; mais la douleur si vive
qu'il avait ressentie avant l'extraction, et qui
s'était calmée après, se fit de nouveau sentir,
et dura pendant plus de cinq mois.

Le 18 janvier 1838, je fus appelé dans la
maison du n° 116, faubourg St.-Honoré, par
Madame de C........, âgée de 29 ans, d'un tem-
pérammment limphatique, pour des douleurs de
dents, qui la privaient de dormir depuis plusieurs jours, et qui étaient occasionnées par la
dent *canine* du côté droit de la mâchoire supérieure. Cette dent était totalement gâtée et néces-
sitait l'extraction; mais l'état de souffrance et la
position de cette dame, qui était alors enceinte
de six mois, me firent différer l'opération et tenter les moyens nécessaires de calmer les douleurs; y étant parvenu, je conseillai à Madame
de C........ d'attendre qu'elle fût délivrée pour
en faire faire l'extraction. Pendant deux mois
Madame de C........ fut tranquille, mais bientôt
les douleurs recommencèrent; j'étais absent de
Paris, M. de C........ voyant que sa femme
souffrait toujours, fit appeler un autre dentiste

qui ôta cette canine. Trois mois après son accouchement Madame de C....., .. perdit l'œil droit, précisément celui du côté où on avait ôté la dent; deux mois après la perte totale de son œil, Madame de C........ vint chez moi, et me dit qu'en mon absence elle s'était fait tirer sa dent, que le dentiste lui avait fait beaucoup de mal et qu'il était la cause de la perte de son œil : *de grosses larmes, m'a-t-elle dit, me tombèrent de l'œil pendant plus d'un quart d'heure après qu'il me l'eut tirée.* Je fis tout mon possible pour la désabuser, et après l'avoir bien consultée, j'appris d'elle qu'il y avait un an environ, elle s'était contusionnée fortement à la tempe, en tombant sur le coin d'une commode, et que cette chute l'avait retenue au lit pendant un mois, et que depuis cette époque elle avait toujours ressenti des douleurs dans la tête. Ne doit-on pas plutôt conclure que la perte de l'œil de Madame de C........ a été occasionnée par les suites de cette contusion, plutôt que par l'extraction de la dent canine.

L'extraction des dents est une opération qui passe aux yeux du vulgaire pour être très-facile à faire, par cela même qu'elle est journellement pratiquée avec succès, il est vrai, par les dentistes les plus ignorans, par des empiriques, *qui, toujours, se gardent bien d'extraire les dents difficiles*. L'avulsion des dents exigent une grande habitude de la dextérité manuelle, et c'est ce que l'on ne rencontre pas chez ces espèces d'*opérateurs*.

On pratique cette opération chaque fois que la carie a pénétré jusqu'au canal dentaire; la dent, qui est alors très-sensible aux impressions du froid, du chaud, et très-douloureuse à l'action de la mastication, ne peut être conservée.

Il ne faut pas toujours écouter les personnes qui viennent vous consulter sur une dent qui leur fait éprouver de la doulenr, sans même qu'elle soit atteinte de carie. Il arrive quelquefois que des personnes viennent vous dire : *Otez-moi cette dent, elle me fait bien mal.* On serait fréquemment induit en erreur s'il fallait s'en rapporter à cette demande. Souvent, il est vrai, ces mêmes personnes prétendent souffrir à la mâchoire supérieure, lorsque le siége du mal existe à la mâchoire inférieure, par une carie qui fait éprouver des douleurs dans les deux mâchoires à la fois, et souvent même dans tout le côté de la tête où est la dent cariée. Dans ce cas le dentiste doit examiner avec attention toutes les dents et conseiller à la personne l'extraction de la dent malade. S'il existait (comme cela arrive assez souvent), deux dents cariées auprès l'une de l'autre, il faut alors ne pas extraire la plus facile, mais bien la plus cariée, qui est nécessairement celle qui occcasionne les douleurs.

S'il y avait deux dents de cariées auprès l'une de l'autre, dont la couronne de l'une serait à moitié emportée par la carie, et celle de l'autre entièrement disparue, soit par suite de fracture, ou bien par la carie elle-même, il faudrait alors sonder les racines restantes dans les alvéoles; s'il y avait de la douleur on en ferait l'extraction; dans le cas contraire, on les arrangerait de manière à les conserver, si toutefois elles ne portaient pas d'odeur, parce qu'alors elles peuvent servir à la mastication et empêcher les mâchoires de se déformer. On pourrait ensuite faire la section de celle où il existerait encore une partie de la couronne, puis cautériser après le nerf dentaire; de cette manière, les racines ainsi préparées, peuvent servir non-seulement à la mastication, comme je l'ai déjà dit, mais elles sont encore propres à recevoir des dents artificielles.

Il y a des dentistes assez peu prudents, lorsqu'une personne vient leur dire, (en leur montrant une dent): *C'est celle-là qui me fait mal*, pour, sans l'examiner ni la sonder, lorsqu'ils n'apperçoivent pas de carie, en faire l'extraction parce qu'on leur a dit : *c'est celle-là qui me fait mal;* qu'arrive-t-il après? que ces dentistes perdent leur réputation, parce que la personne à qui on a ôté une dent saine pour une mauvaise, dit partout à ses amis : *Cet homme,* (en parlant du dentiste) *ne connait pas son état, il m'a ôté une bonne dent pour une mauvaise.* Cette même personne ne dit pas qu'elle lui a commandé; et quand cela serait, le dentiste doit agir avec prudence, ou alors il y aurait manque de conscience de sa part.

Quelle que soit la méthode employée pour faire l'extraction d'une dent ou d'une racine, difficile ou non, il faut toujours prendre certaine précaution pour assurer le succès de cette opération. Il ne faut pas trop se précipiter en la faisant. Après avoir détaché les parties adhérentes à la dent, ou vulgairement *après l'avoir déchaussée,* il faut tourner la clef avec un peu de lenteur et avec moins de force que d'adresse, de peur de fracturer la dent, de casser son bord alvéolaire, ou de déchirer la gencive; il faut aussi prendre le point d'appui du côté de la carie, pour que le crochet puisse saisir la dent du côté qui offre le plus de résistance, et le prendre de manière à ne pas ébranler les dents voisines. Par ce mode d'extraction et le mouvement modéré, continu et sans secousse, on est sûr du succès.

Il faut, avant de faire l'extraction d'une dent, la luxer par un mouvement d'inclinaison circulaire de dedans en dehors, en la saisissant le plus près possible de la gencive, en plaçant le crochet au collet de la dent, au-dessous du tubercule qui paraît offrir le plus de résistance; il faut faire glisser le crochet vers la naissance de la racine. Le mouvement de luxation qui précède l'extraction doit être fait à la vue du dentiste seulement, c'est-à-dire de manière à ce que le dentiste ne sorte ni ne change son instrument une fois le point d'appui pris.

L'extraction des dents est une opération si douloureuse, et les parties dont elle prive sont si utiles à la mastication des alimens, à la prononciation des sons, et si nécessaire à la beauté du visage, qu'on ne devrait décider le malade à cette opération qu'après avoir bien reconnu l'impossibilité de les conserver par tous les moyens voulus.

Les dernières modifications que j'ai fait subir à la clef de Garangeot, sont telles, qu'on peut extraire avec toutes espèces de dents peu ou beaucoup cariées, tant courtes et difficiles qu'elles soient, sans crainte de manquer l'opération, pour peu que celui qui s'en sert soit capable.

Par sa mobilité et sa forme, le crochet suit

tous les mouvemens de rotation, que la dent lui imprime, sans fracturer ni endommager l'alvéole. Il n'en est pas de même avec toutes les autres clés, si bien perfectionnées qu'elles puissent être.

Les dentistes, *mes confrères*, qui voudraient se servir de ma clé, et qui auraient besoin des premières notions pour la faire agir, trouveront près de moi les conseils que je pourrai leur donner, avec le plus grand désintéressement. (*A charge de revanche pour d'autres.*)

Nota. « S'il n'y avait pas autant de mésin- » telligence entre tous les dentistes, et qu'une » société d'odontologie, présidée par un pro- » fesseur de la faculté de médecine de Paris, » pour laquelle tous les dentistes capables inscri- » raient leurs noms, en se réunissant au moins » deux fois par mois, cette branche de chi- » rurgie, *encore peu avancée*, marcherait bientôt » à l'égal des autres sociétés de médecine et de » chirurgie.

» Chacun y apporterait le fruit de ses re- » cherches; le jeune dentiste arriéré dans la » science, regarderait bientôt derrière lui, et » occuperait aussi ses veilles à travailler, jaloux » de ne pas rester sur les conseils qui lui au- » raient été donnés par les vieux praticiens.

» Un encouragement donné par la faculté de

» médecine de Paris, à cet effet, pourrait faire
» surgir une foule de moyens restés dans de
» jeunes têtes pleines du désir d'être utiles, il
» est vrai, mais dont l'état habituel de crainte,
» fait tourner à l'état d'ineptie, à cause des
» empiriques toujours prompts à accaparer
» les recherches d'autrui.

# PREMIÈRE ET DEUXIÈME DENTITION.

## DÉVELOPPEMENT DES MACHOIRES

### PENDANT LE TRAVAIL DE LA PREMIÈRE DENTITION
#### DANS LE FOETUS.

Les mâchoires sont formées avant les germes
dentaires : ces derniers ne sont perceptibles à
nos sens que lors que les mâchoires sont parvenues à un certain degré d'ossification.

L'enfant, à sa naissance, ne montre aucune
apparence de dents, et pourtant elles sont formées dans les mâchoires depuis long-temps,
car les germes des dents *infantiles* existent sur
le fœtus, dès le deuxième mois de conception;
ils commencent à s'ossifier vers quatre mois et
demie ou vers le milieu de la *gestation;* et les
premières dents qui s'ossifient sont les *incisives
inférieures,* puis les *supérieures,* les *canines,* et

les *molaires* ensuite. Ce n'est, le plus souvent, que vers le sixième ou huitième mois après la naissance, que commence *l'éruption* des premières dents.

A la naissance, les mâchoires sont dépourvues de dents et se touchent immédiatement. La courbe formée par le corps de la mâchoire inférieure affecte, à cette époque de la vie, une sorte d'angle dont le sommet est tourné en avant, où il détermine, vers la *symphyse du menton*, une saillie remarquable; ses *condyles* sont situés au-dessous des *apophyses coronoïdes*, au-dessus des angles inférieurs, et dirigés en arrière, de manière à se trouver presque de niveau avec le bord alvéolaire.

Après la naissance, les maxillaires présentent une conformation toute différente de celle qu'ils doivent avoir par la suite; ils ont une très-petite étendue, et ils achèvent leur développement avec celui des dents; les parties les plus remarquables des maxillaires pendant la dentition sont, pour l'inférieur, les *condyles*, les *angles* et les *apophyses coronoïdes*, et pour les supérieurs, les *apophyses montantes* et les *sinus*.

Lorsque les dents commencent a se développer, les *condyles* de la mâchoire inférieure se redressent sur son corps, les branches deviennent apparentes et forment un *angle très-*

*obtus ;* lorsque la dentition est terminée, ces branches se rapprochent de *l'angle droit,* et les *condyles* sont, à peu de chose près, à la même hauteur que les *apophyses coronoïdes.*

Les maxillaires supérieurs, au terme de la conception, n'existent en quelque sorte que par leur *bord alvéolaire* et leur *apophyse montante;* on apperçoit à peine la trace des *sinus maxillaires.* Ce n'est que pendant que s'opère le travail dentaire, que ces os acquièrent une étendue considérable, et que la capacité des *sinus* augmente.

PREMIÈRE DENTITION.

L'ODONTOPHIE, appelée vulgairement *dentition,* est le développement des dents et leur apparition sur le bord libre des mâchoires, opérés par le travail de la nature.

Il existe deux dentitions : la première comprend le développement et l'éruption des dents de lait, qui sont au nombre de *vingt,* dix a chaque mâchoire ; la seconde comprend la formation et la sortie des dents secondaires, dont le nombre est de *trente-deux,* également partagées, lorsque celle-ci est complète. La première dentition a lieu à partir de la formation des mâchoires jusqu'à l'âge de six à sept ans, la seconde depuis cette époque jusqu'à l'âge adulte. La nature, toujours sage dans ses opérations, a établi deux dentitions chez l'homme. Ce phénomène, vraiment digne d'attention, vient sans doute de ce que toutes les parties du fœtus étant proportionnées à la capacité de *l'utérus*, le nombre des germes dentaires existant à cette époque de la vie, n'aurait pas été suffisant relativement aux dimensions que les mâchoires acquièrent dans l'âge adulte.

Les dents, de même que les autres parties de l'économie, ne peuvent être perçues par nos sens au moment de la conception ; les premiers rudimens de leur formation sont confondus dans un fluide *gélatino-séreux* que renferme une petite poche *vésiculeuse* qui constitue *l'ovule humain*.

Après la conception, toutes les parties anatomiques qui doivent constituer l'homme, se développent graduellement, et ce n'est que vers le quatrième ou cinquième mois de conception, que les mâchoires commencent à prendre assez d'accroissement pour que le germe des dents puisse être aperçu d'une manière sensible.

A cette époque de la vie, le germe des dents se montre sous la forme d'une pulpe *gélatiniforme*, laquelle est recouverte par une membrane qui lui est propre, et contenue dans une petite poche membraneuse dont sont tapissées

les cavités alvéolaires, où les dents sont renfermées jusqu'à leur éruption. Cette *pulpe*,
qui n'était qu'un fluide à son origine, se pénètre bientôt de vaisseaux sanguins qui y dé-
posent peu à peu les substances nécessaires à
l'ossification des dents; elle devient alors de
plus en plus *consistante*, ensuite *cartilagineuse*,
et enfin *osseuse*.

Les vaisseaux sanguins de la *pulpe* dentaire
lui donnent une teinte rougeâtre, et à mesure
qu'ils y apportent la substance calcaire d'où les
dents tirent leur dureté, elle se transforme
graduellement en *cartilage*, bientôt on aperçoit au sommet de la couronne, des pointes
osseuses qui finissent par recouvrir toute la
portion externe de la pulpe; la couronne est
alors formée. On trouve encore à cette époque,
dans la cavité dentaire, une partie de la substance *pulpeuse*, que certains anatomistes ont
regardée comme *nerveuse*, mais qui n'est qu'une
matière *gélatineuse* où rampent des vaisseaux et
des nerfs très-déliés. Lorsque les dents sont
parvenues à leur entier développement, la substance *pulpeuse* se résorbe entièrement, et il ne
reste plus dans leur cavité qu'une membrane
très-mince, dans laquelle se ramifient les vaisseaux nourriciers et les nerfs : toutes ces parties
disparaissent lorsque les orifices des racines
des dents tendent à *s'oblitérer*.

Quand on examine l'intérieur des mâchoires d'un fœtus à terme, on y trouve des loges appelées (alvéoles), contenant des vésicules membraneuses dans lesquelles sont renfermés les rudimens des dents, ou, pour mieux dire, les couronnes des dents déja ossifiées et recouvertes d'une couche blanche qui n'a pas encore acquis la dureté qu'elles doivent avoir dans la suite.

Les couronnes que l'on rencontre dans ces vésicules *périostotiques* varient déja beaucoup, quant à la forme, selon l'ordre des dents auxquelles elles appartiennent. Pour les incisives, leur forme est celle d'un coin à fendre du bois; pour les canines, celle d'un *cône* ou d'une *pyramide quadrangulaire;* pour les petites molaires, celle d'un *quadrilatère* légèrement arrondi, surmonté de deux petits tubercules; et pour les grosses molaires, celle d'un quadrilatère plus allongé que le précédent, aussi légèrement arrondi et surmonté de quatre et quelquefois cinq *tubercules.*

Toutes ces couronnes présentent une cavité dont la forme correspond à celle des dents. Cette cavité est en raison du développement plus ou moins avancé des couronnes; elle est remplie par la pulpe dentaire. Il en est de même de la seconde dentition, excepté qu'elles sont plus fortes que celles des dents de lait.

Lorsque les dents ont acquis ce premier degré de formation, elles deviennent de plus en
plus épaisses et dures, et se revêtent d'une substance calcaire, blanche, friable, que l'on appelle
*(émail)*. Les rudimens de cette substance sont
apportés par des vaisseaux qui pénètrent la
matière osseuse, et dont la présence se manifeste par une teinte rosée de la couronne, qui
s'efface quand elle est parvenue à son entier
développement.

Après la naissance, on trouve dans l'épaisseur
des mâchoires les couronnes des dents de lait
ossifiées. Des sacs membraneux, fournis par la
membrane alvéolaire, les enveloppent de toutes
parts. Ces sacs adhèrent, du côté de la couronne, à la gencive, et du côté de la racine,
au fond des alvéoles. Lorsque les couronnes
des dents de lait sont entièrement développées,
la formation des racines commence, les dents
soulèvent alors les gencives et finissent bientôt
par les percer en les poussant devant elles.

Les dents se forment entre deux membranes,
dont l'une, *externe*, leur sert de périoste, l'autre,
*interne*, de membrane médullaire, qui appartient
à la pulpe dentaire. Quand l'ossification des
dents est terminée, elles sont composées de
deux substances osseuses, dont la première,
appelée *(émail)*, n'occupe que la face externe de

la couronne, et la seconde, nommée *(éburnée)*, qui en forme le corps et la racine. Après que les dents ont fait éruption, on peut les diviser en deux parties distinctes, savoir : une portion libre et visible dans la bouche *(la couronne)*, et une portion adhérente invisible *(la racine)*, fixées aux alvéoles par un périoste qui leur est commun avec les mâchoires.

Jusqu'au quatrième mois de la naissance, les mâchoires et le tissu compact qui les recouvre, n'éprouvent aucun changement; mais à mesure que l'organisation fait des progrès, les mâchoires deviennent plus apparentes, les cavités alvéolaires se prolongent, *les rebords osseux qui les constituent* s'étendent et s'élèvent en proportion, la dent acquiert de nouvelles dimensions, et bientôt, ne pouvant plus être contenue dans l'alvéole, elle soulève, tend et perce la portion alvéolaire de la membrane, le tissu pulpeux qui constitue la gencive, et la membrane muqueuse qui les revêt. Cette perforation se fait ordinairement avec quelque difficulté, parce que cette triple couche s'amincit peu à peu, à mesure que l'éruption approche. La dent sortie, les tissus membraneux, continus, s'unissent par leurs bords, adhèrent ensemble à son collet, et constituent un bourrelet circulaire qui en assure la solidité (J. Cloquet).

L'époque à laquelle paraissent les premières dents chez les enfans est très-variable, car on cite plusieurs exemples d'enfans qui ont apporté en naissant une, deux, trois et même quatre dents : témoin Louis xiv, le protecteur des arts, qui vint au monde avec deux dents incisives à chaque mâchoire; un autre enfant nommé H. D. de Beauvais (Oise), fut surnommé Henri iv, parce qu'il était né avec les quatre incisives supérieures. Et bien d'autres cités dans l'histoire, que je ne rapporterai pas dans ce petit ouvrage, parce que l'énumération en serait trop étendue.

L'éruption des dents de la première dentition est graduée; le plus ordinairement, elles sortent deux à deux, à des intervalles plus ou moins éloignés, et c'est généralement entre le sixième et le quatorzième mois que les *deux incisives centrales inférieures* sortent les premières. Deux mois après, ou environ, paraissent les grandes *incisives supérieures, les incisives latérales inférieures*, et celles *moyennes supérieures* viennent ensuite à une égale distance de temps; quelques mois plus tard, paraissent les canines d'en bas, puis celles d'en haut. Il arrive quelquefois que les canines ne sortent qu'après les premières molaires, d'autres fois elles sortent ensemble; mais toujours du quatorzième mois à deux ans;

les premières molaires sont sorties de deux ans et demi à quatre ans, les secondes ont achevé la première dentition, qui est alors au nombre de vingt dents, comme je l'ai déja dit.

On peut conclure, d'après ce que nous avons dit plus haut, que l'éruption de la première dentition se fait de la manière suivante : les quatre incisives centrales inférieures et supérieures paraissent les premières, du cinquième au dixième mois; les quatre incisives latérales du neuvième au seizième mois; les quatre canines du quatorzième au vingt-cinquième mois; les quatre premières molaires du vingt-unième au trente-deuxième mois; et les quatre dernières molaires du trentième au quarante-huitième mois. Cette marche n'est pas toujours invariable pour les développemens de la première dentition, comme l'ont dit plusieurs dentistes.

Les dents de la seconde dentition se forment et se développent de la même manière que celles de lait; elles occupent l'épaisseur des mâchoires au-dessous des dents de la première dentition, leurs germes ne peuvent s'apercevoir à la naissance, car ils ne sont, pour ainsi dire, que des points rougeâtres, difficiles à distinguer du tissu spongieux des mâchoires, que certains dentistes appellent *(embrions dentaires)*.

### DEUXIÈME DENTITION.

Comme il existe deux dentitions, nous devons donc avoir deux éruptions à considérer. La première comprend les dents de l'enfance ou de lait, ainsi nommées, parce qu'elles se développent pendant le temps de la lactation, et qu'elles ne servent à la mastication que jusqu'à l'âge de sept à dix ou onze ans au plus.

La seconde éruption comprend les dents des adultes, qui viennent depuis huit jusqu'à quatorze ou quinze ans, et restent jusqu'à la vieillesse.

Avant la naissance, les mâchoires, surtout l'inférieure, sont creusées, dans leur plus grande étendue, par une gouttière demi-circulaire, plus longue que large; l'inférieure est formée de deux portions qui se réunissent à la partie moyenne, que l'on appelle *(symphyse du menton)*. Cette gouttière, qui doit former par la suite autant de cavités isolées qu'il existe de dents, contient les follicules dentaires que jai dit être renfermés dans les vésicules membraneuses qui ne sont pas encore séparées par les cloisons alvéolaires, dont on trouve à peine l'empreinte à cette époque de la vie.

A la naissance, les follicules des dents de lait, qui sont au nombre de dix pour chaque mâchoire, commencent à être séparés par des portions de cloisons, remarquables surtout pour les incisives dont la couronne est déja ossifiée; les cloisons alvéolaires de la mâchoire supérieure sont généralement plus distinctes à la naissance que celles de l'inférieure; on aperçoit alors, comme je l'ai déja dit, des points rougeâtres qui vont devenir les dents de remplacement de la seconde dentition. « Comme le » dit M. J. CLOQUET, les dents de la deuxième » dentition ont déja leurs germes visibles sur » le fœtus de trois ou quatre mois de conception; ils sont placés derrière les follicules de » la première dentition, pour les dents de remplacement, et plus en arrière, dans l'épaisseur de la mâchoire, pour les autres ».

A mesure que les dents de lait s'ossifient et qu'elles tendent à faire éruption, les cloisons alvéolaires achèvent de se former, et l'on rencontre un sixième alvéole de chaque côté des mâchoires, dans lequel est renfermée la première dent *grosse molaire* dont le travail osseux, ainsi que celui des dents secondaires, est assez avancé. Ces dernières sont contenues dans des cavités situées au-dessous des dents de la première dentition, pour la mâchoire inférieure, et au-dessus pour la supérieure; ces cavités se changent dans la suite et forment de nouveaux alvéoles qui subsistent jusqu'à la vieillesse.

Lorsque les dents de lait, de même que les premières grosses molaires ont fait éruption, les dents de remplacement se développent alors d'une manière rapide, et poussent devant elles les dents de la première dentition, en faisant disparaître les alvéoles qui les contenaient.

Les dents *secondaires*, qui, à leur origine, sont aussi contenues dans des *sacs membraneux* situés au-dessous et, pour ainsi dire, dans les mêmes alvéoles que les dents de lait, sont placées dans l'épaisseur des os maxillaires de la manière suivante.

### MACHOIRE INFÉRIEURE.

*Dans la mâchoire inférieure*, les incisives de remplacement sont situées derrière les alvéoles des racines des dents de lait, qu'elles poussent en haut et en avant, lorsqu'elles tendent à faire éruption, et de manière à percer la partie supérieure de la paroi postérieure du bord alvéolaire, qui est très-mince; alors les incisives de lait s'ébranlent fortement et tombent, et leurs alvéoles disparaissent. Les incisives moyennes de remplacement, qui se montrent les premières sur le bord alvéolaire, sont placées dans leurs cavités maxillaires un peu plus haut que les incisives latérales.

Les canines, situées très-bas dans l'épaisseur

de la mâchoire inférieure, sont pour ainsi dire enclavées entre les incisives latérales et les premières petites molaires qui leur sont bien supérieures; elles font éruption de bas en haut et de dehors en dedans, de sorte qu'elles détruisent les alvéoles des dents de lait, en les refoulant d'arrière en avant.

Les premières petites molaires, placées au-dessus des canines et un peu plus bas que les incisives, sont moins grosses que les molaires de lait au-dessous desquelles elles se trouvent; lorsqu'elles tendent à sortir de leurs alvéoles, elles forcent ces dernières à tomber, en les chassant devant elles et en détruisant le fond de leurs alvéoles; elles font en même temps disparaître les cavités de leurs racines par une pression qu'elles exercent latéralement.

Les secondes petites molaires sont presque de niveau avec les premières petites molaires; leur éruption s'opère de la même manière au fur et à mesure que les dents de la seconde dentition prennent de l'accroissement; celles de la première vacillent, se détachent et tombent spontanément presqu'entièrement privées de leurs racines; si on les arrache dès qu'elles sont un peu ébranlées, on leur en trouve encore une partie, mais à moitié détruite par la dent qui la pousse.

En examinant avec attention la cause de ces phénomènes, voici ce que l'on observe : les dents de la seconde dentition sont placées, comme je l'ai déja dit, au-dessous et derrière les alvéoles de celles de la première ; en poussant, elle pressent sur la paroi postérieure des alvéoles des dents de lait, par suite de cette pression, les cloisons osseuses s'amincissent et se perforent, les dents de remplacement s'introduisent peu à peu dans les alvéoles des dents de lait, par cette ouverture, et bientôt déterminent *l'atrophie* de leurs vaisseaux et *l'absorption* de leurs racines.

*L'absorption* des cloisons alvéolaires et des racines des dents caduques ne paraît pas déterminée par la simple pression exercée par les dents permanentes. Quelques anatomistes admettent avec MM. BOURDET, LAFORGUE et autres, que cette *absorption* est opérée par un organe essentiellement vasculaire, sorte d'appareil absorbant qui recouvre le sommet de la couronne des dents de remplacement.

## MACHOIRE SUPÉRIEURE.

Dans cette mâchoire, les incisives de remplacement sont situées derrière les incisives de lait, qu'elles chassent en les poussant en bas et en avant, et en tendant à percer la paroi postérieure du bord alvéolaire ; les incisives moyennes sont placées plus bas que les incisives latérales : ces dents croissent, de même que les autres dents de cette mâchoire, de haut en bas.

Les canines sont situées beaucoup plus haut que les incisives latérales et les petites molaires, entre lesquelles elles sont enclavées.

Les petites molaires, placées un peu plus haut que les incisives, mais beaucoup plus bas que les canines, font leur éruption comme les petites molaires de la mâchoire inférieure.

Je dois rappeler ici que les canines de la mâchoire inférieure se trouvent situées beaucoup plus bas que les autres dents de cet organe osseux, tandis que les canines de la mâchoire supérieure sont situées au contraire beaucoup plus haut que toutes les autres dents de cette même mâchoire, dont elles occupent une partie des *apophyses montantes*.

Pendant le temps que s'opère l'éruption des dents de la première dentition, les premières grosses molaires, qui paraissent avant le renouvellement des dents de lait, pour rester jusqu'à la vieillesse, se développent d'une manière sensible : d'après leur volume, elles occupent un plus grand espace dans les mâchoires que les dents précédentes.

A mesure que les dents de la seconde dentition ont fait éruption, on voit s'opérer le développement des deuxièmes grosses molaires de chaque mâchoire, à peu près de niveau avec les premières.

Voici du reste comment se fait ordinairement l'éruption des dents de remplacement, d'après l'ordre établi par les physiologistes. L'éruption des dents en général, commence ordinairement par la mâchoire inférieure et suit la marche suivante :

1° Les incisives moyennes de la mâchoire inférieure ; 2° celles de la mâchoire supérieure ; 3° les incisives latérales inférieures, puis les supérieures ; 4° les canines inférieures, qui sont suivies des supérieures ; 5° enfin les petites molaires inférieures et supérieures qui complètent la seconde dentition, du moins pour les dents de remplacement, qui sont au nombre de vingt ; mais nous avons en suite les dents de complément, qui achèvent la seconde dentition en la portant au nombre de trente deux dents, qui attendu que la seconde dentition complète, doit avoir trente-deux dents. Ces dents de complément sont au nombre de douze : six à chaque mâchoire, trois de chaque côté ; on les distingue par les noms numériques de *premières, secondes et troisièmes grosses molaires.*

Vers la septième année, les premières grosses molaires paraissent, les premières à la partie



7

la plus reculée des mâchoires, tandis que les dents de lait commencent a vaciller de six a huit ans, en général, et dans l'ordre de leur éruption. Les incisives et les canines sont successivement remplacées, à la mâchoire inférieure et à la supérieure, par des dents semblables a elles mais plus larges et plus grandes; les deux grosses molaires de lait tombent et sont remplacées par les deux petites molaires permanentes; vers l'âge de dix à douze ans il pousse une deuxième molaire de chaque côté, derrière la première, et de douze à quatorze ans les deuxièmes grosses molaires; alors la bouche est garnie de vingt-huit dents.

D'après (MAURY), on peut saisir, d'un coup d'œil, les diverses époques où se montrent les dents de la deuxième dentition.

Les quatre premières grosses molaires et les deux incisives centrales inférieures paraissent de 6 à 8 ans, les deux incisives centrales supérieures de 7 à 9 ans, les quatre incisives latérales de 8 à 10 ans, les quatre premières petites molaires de 9 à 11 ans, les quatre canines de 10 à 12 ans, les quatre deuxièmes petites molaires de 11 à 13 ans, les quatre deuxièmes grosses molaires de 12 à 14 ans.

De dix-huit à trente-cinq ans et même jusqu'à quarante, il pousse quatre dernières molaires, vulgairement appelées *dents de sagesse*. Ces sortes de dents se montrent à des époques très-éloignées les unes des autres, mais généralement c'est de vingt-quatre à trente ans qu'elles paraissent; assez souvent il n'en sort que deux, ou seulement une, quelquefois aussi elles ne sortent pas des mâchoires, comme on le remarque chez certaines femmes, en raison de ce que les os maxillaires sont peu développés; ces dents ont une forme peu régulière, elles présentent quelquefois trois ou quatre racines réunies et soudées ensemble, d'autre fois elles sont plates et ne laissent voir leurs corps qu'à moitié; tantôt elles sont renversées sur les précédentes, tantôt déjetées en dehors de la bouche; elles ont souvent une forme bizarre, et sont quelquefois très-grosses : on en voit souvent pousser en avorton.

D'après ce qui vient d'être dit sur l'éruption des dents, on pourrait croire qu'elle suit toujours une marche constante, mais rien au contraire ne présente plus de variété : car sur un très-grand nombre d'enfans que jai été a même d'examiner, je n'en ai pas trouvé vingt-cinq sur cent, sur lesquels on pourrait appliquer l'ordre exact dont il vient d'être parlé.

A mesure que les dents poussent, les mâchoires s'écartent l'une de l'autre, et la face prend une plus grande dimension dans son sens vertical, les branches de la mâchoire inférieure se redressent, leur angle devient plus saillant, et la *tubérosité maxillaire* s'affaisse après la sortie de la dent de sagesse.

Lorsque toutes les dents sont sorties, les deux arcades qu'elles forment par leur réunion, ont une figure *parabolique*: la supérieure est un peu plus évasée que l'inférieure, qu'elle embrasse lorsque les mâchoires sont rapprochées; le bord libre de ces arcades est ondulé, il est simple dans sa partie antérieure, que forment les dents incisives et les canines; en arrière, il présente deux lignes en raison de la largeur plus grande des dents molaires, et de la disposition de leurs tubercules. *(De ces lignes, l'externe est plus tranchante que l'interne à la mâchoire supérieure, on observe le contraire à la mâchoire inférieure.* J. Cloquet.)

# DU TRAVAIL

## DE LA PREMIÈRE ET DE LA DEUXIÈME DENTITION,

### ACCIDENTS QUI EN RÉSULTENT,

### ET MOYENS DE LES PRÉVENIR.

La dentition, en général, est une opération naturelle qui, de même que l'accouchement, ne peut s'effectuer sans douleur. L'éruption des dents n'a pas toujours lieu avec facilité, il survient quelquefois des accidents très-graves pendant leur sortie, car, comme pendant le travail de l'enfantement, les vices de conformation du bassin ou du fœtus, rendent l'accouchement laborieux, et par cela même dangereux, de même la disposition vicieuse des organes de la dentition doit en rendre le travail pénible et redoutable. Les organes masticateurs sont disposés, il est vrai, de manière à prédisposer singulièrement au développement de maladies sérieuses. Cette prédisposition tient à la dureté des parties dans lesquelles les dents, plus dures encore, sont renfermées, à la présence de nerfs volumineux, et l'épaisseur de la membrane gencive, qui oppose plus ou moins de résistance aux dents lors de leur éruption.

Les accidents qui accompagnent ordinairement la première dentition sont très-nombreux; nous voyons que depuis la formation du premier rudiment de la pulpe dentaire, jusqu'à l'achèvement complet des dents de la première dentition, la nature est toujours en travail, et pourtant la dentition n'est pas regardée comme *maladie*.

Cette partie très-remarquable et momentanée de l'ossification, est quelquefois très-dangereuse pour l'enfant. Pendant les premières années, ce travail est considérable, il présente des phénomènes morbides, qui sont proportion-nés aux difficultés que les dents éprouvent pour sortir de leurs alvéoles; quelquefois la dentition est si facile et si calme, qu'on ne s'en aperçoit pas, surtout chez les enfans d'une constitution forte; d'autres fois, elle est très-laborieuse et s'accompagne d'accidents graves, qui font souvent craindre pour les jours de l'enfant.

Parmi les maladies qui se présentent le plus ordinairement, les unes appartiennent directement au travail local de la dentition : tels sont *le ptyalisme, le gonflement inflammatoire* des gencives, *les aphthes,* quelquefois *l'inflammation* de la *mambrane interne* de la bouche; les autres peuvent être considérées comme des affections *sympathiques,* tels sont les *vomissemens, les diarrhées,* plusieurs *éruptions cutanées* et *les convulsions.* Ces accidents sont d'autant plus graves, que les nerfs dentaires fournis par la cinquième paire *(ou nerf trifacial),* participent à l'irritation, ce qui donne lieu à l'apparition d'un grand nombre *de nevroses.* Sur huit cadavres d'enfans de quatre à sept ans, morts pendant le travail de la seconde dentition, j'ai remarqué, par la suppuration qui existait dans l'oreille interne, qu'ils avaient été atteints *d'otite.* Cette maladie a pu seule leur donner la mort. Cette maladie est fréquente à cette époque de la vie, à cause de la *propagation inflammatoire* qui peut avoir lieu dans l'oreille interne, par celles de la *trompe d'Eustache*. Le système nerveux, vu ses nombreuses anastomoses, est souvent affecté si fortement, que presque tous les enfans meurent dans les *convulsions*, *(maladie dont je parlerai plus loin.)*

La sortie des premières dents se manifeste ordinairement par un peu de chaleur aux gencives, par une salivation plus abondante et une irritation peu douloureuse il est vrai, mais qui force l'enfant à porter à sa bouche ses doigts et tout ce qu'il rencontre sous sa main. Le bord circulaire des gencives s'applatit, souvent le nez est le siége d'un prurit incommode qui provoque de fréquents éternumens, la sécrétion des urines augmente, les mouvemens de l'enfant sont brusques, il est impatient, il pleure facilement, il est agité pendant son sommeil, souvent il se réveille en sursaut en poussant des cris plaintifs et douloureux, et il survient des déjections alvines plus ou moins abondantes, la gencive devient très-rouge par le gonflement que la dent occasionne lorsqu'elle tend à percer, elle est lisse, tendue, et lorsqu'elle blanchit, la dent est prête à se montrer au dehors.

Cette espèce de tuméfaction s'étend quelquefois à toute la mâchoire, quand plusieurs dents veulent sortir en même temps. Cette gencive tuméfiée fait éprouver à l'enfant des sensations très-douloureuses lorsqu'on y touche, toutes ses souffrances disparaissent lorsque la dent est sortie.

Lorsque la dentition présente des difficultés, la nature semble, pendant le travail de celle-ci, concentrer toutes les forces du sujet sur les organes dentaires, car alors les autres fonctions de l'économie se troublent, l'appétit se perd, l'enfant devient *morose, criard, irascible,* et perd le sommeil, il est *triste, abattu,* et tombe dans de profonds assoupissemens, sa susceptibilité nerveuse augmente, le lait est revomi avec facilité, il se manifeste une diarrhée séreuse, jaunâtre ou verdâtre, ou une constipation opiniâtre, la salivation est très-abondante, les gencives sont fortement tuméfiées et sensibles, les glandes *parotides* et celles *salivaires* sont très-engorgées, on remarque des mouvemens convulsifs sur plusieurs parties du corps; ces symptômes sont toujours fâcheux, ils paraissent déterminés par le tiraillement qu'éprouvent les fibres nerveuses du périoste et des gencives; il y a fréquemment de la fièvre, de l'agitation, des gémissemens, de la frayeur et du délire etc., etc.; il est

rare que la mort ne vienne pas après une série
de phénomènes aussi alarmans, si on ne les
prévient pas par de prompts secours.

Tous ces symptômes s'observent habituellement chez les enfans scrophuleux et lympha-
tiques, pour lesquels le défaut de réaction des
forces vitales est à craindre. S'ils surmontent
cette époque de la vie, difficile à passer, ils deviennent et restent plaintifs et languissans, la
prostration des forces ne tarde pas à se manifester, et ils finissent toujours par mourir.

Le mode curatif approprié aux accidents qui
accompagnent l'éruption des dents, consiste à
saigner, purger, dériver, débiliter ou fortifier;
aux enfans faibles et débiles il faut donner
de légers toniques sous forme de vins et de sirops, ces dernières préparations sont préférables; pour les enfans forts au contraire, il faut
employer les laxatifs et les émolliens. Si le travail dentaire est pénible et qu'il ne survienne
pas de diarrhée *(déjection alvine),* qui a ordinairement lieu pendant la dentition (même chez
les animaux), il faut purger l'enfant avec de
légers minoratifs, pour dériver, en stimulant
le système nerveux de la vie organique.

Si l'enfant est atteint de *congestion cérébrale,*
accident qu'on reconnaît à un état de somno-
lence, d'assoupissement ou d'abattement con-

tinuels, dans cet état il faut poser quelques sangsues derrière les oreilles, donner quelques pédiluves et poser des vésicatoires à la partie postérieure de la tête, surtout si l'enfant a eu des *éruptions* du *cuir chevelu* ou de *la face* qui se sont supprimées. Dans le cas où il y aurait des mouvemens convulsifs, il faudrait avoir recours aux *antispasmodiques*, aux *aromatiques*, aux *calmans* et aux *narcotiques*, principalement sous forme de bains. S'il se déclarait des maladies étrangères à la dentition, il faudrait les combattre de la même manière que lorsqu'elles apparaissent à d'autres époques de la vie, en ayant soin de recourir à un médecin habile.

Les mères nourrices, pendant le temps de la dentition, doivent forcer les enfans le plus qu'elle le pourront, au sommeil, parce que cet état facilite les digestions et répare les forces, en permettant une distribution régulière des sucs nourriciers; le calme qui accompagne le sommeil est d'un heureux présage, et ce n'est pas lorsque le corps en jouit, que les accidens peuvent se manifester; il faut donc employer tous les moyens pour endormir les enfans, soit en diminuant le jour du lieu où ils sont couchés, en faisant régner le silence autour d'eux et les berçant avec légèreté, ou enfin en administrant de légers somnifères.

La diarrhée étant un accident qui complique assez ordinairement la dentition, il faut porter toute son attention à en préserver les enfans, par rapport aux funestes effets dont elle est quelquefois suivie; il faut alors évacuer les matières âcres qui peuvent être déposées dans les intestins, et dont la rétention et le séjour sont les causes ordinaires du cours de ventre; il faut employer à cet effet les minoratifs. Comme il n'est pas aisé de faire prendre aux enfans toutes sortes de purgatifs, il faut se servir d'une infusion *d'un gros de rhubarbe* dans un demi-setier d'eau édulcorée avec du sucre ou quelques sirops légers, et le faire prendre par cuillerées de demi-heure en demi-heure, jusqu'à ce que l'on ait vu sortir quelques selles à l'enfant; *un gros de séné mondé,* infusé dans le jus de quelques *pruneaux noirs* adoucis, et donné de même par cuillerées, réussit également. Ces purgatifs sont préférables à la manne, qui pèse sur l'estomac, donne des vents, et souvent ne passe pas. Il faut supprimer le restant de ces médicamens, lorsqu'une partie a rempli les résultats qu'on attendait. Ces moyens purgatifs sont simples et commodes et s'emploient avec facilité; *la rhubarbe,* comme on le sait, purge doucement et fortifie, son usage ne peut que disposer les organes digestifs à bien faire leurs fonctions.

Si le ventre était un peu tendu, et qu'il y ait de la constipation, il faudrait administrer de petits lavemens, et s'il y avait douleurs sourdes au bas ventre, il faudrait faire quelques frictions avec de l'huile d'olive chaude ou camphrée, et couvrir ensuite cette région, avec une flanelle trempée dans une décoction de plantes émollientes, soit de guimauve ou mauve, de camomille, de mélilot, ou de sureau.

Quant à la nourriture qu'on doit donner aux enfans, elle doit être saine et propre à contribuer au travail de la dentition, en les conservant dans un état de vigueur et de santé.

Le lait, qui est leur principal aliment doit être pur et surtout de facile digestion. On doit prendre de préférence le lait de vache, d'ânesse ou de chèvre, pour faire les bouillies, non avec de la farine, comme on a coutume de le faire, mais bien avec de la mie de pain blanc bien séchée et pulvérisée, ou de la croûte également bien pulvérisée, ou mieux du pain entier bien recuit et préalablement réduit en poudre; la chapelure de pain, la biscotte, séchées au four et bien broyées, doivent être également choisies; on les emploient de la même manière que la farine en les faisant cuire avec le lait en consistance un peu liquide. Cet aliment salubre, n'a aucun des inconvéniens attachés à la bouillie dont la farine est la base. Le pain ayant déja subi la fermentation, constitue avec le lait, un aliment solide que je recommanderai; l'usage que de prudens observateurs en ont fait faire à plusieurs enfans, dans le travail même de la dentition et dans les autres temps, est un sûr-garant que cet aliment peut suppléer utilement au lait des nourrices, quand elles en manquent ou quand il est mauvais.

Un médecin savant, qui s'est beaucoup occupé des maladies des enfans, a dit dans un de ses ouvrages : *(Un aliment propre au nourrisson, est la préparation suivante : on prend un morceau de pain, croûte et mie, on le met tremper dans de l'eau froide, lorsqu'il en est bien pénétré, on l'en retire et on le met à égoutter, d'autre part on a sur le feu du bouillon gras très-chaud, on y met le pain dont il vient d'être question, on l'y dissout avec une cuiller et mieux avec une fourchette ; la soupe est faite au moment de la dissolution ou mieux de la suspension du pain dans le bouillon.* (BAUMES.) Cette préparation peut être très-bonne, mais je pense que celles dont je viens de parler sont plus convenables, surtout pour les enfans d'un tempérament délicat.

On peut encore leur donner des biscotes déséchées, ou des croûtes, comme je l'ai déjà dit, mais seulement trempées dans du bouillon de bœuf, de tortue ou de poulet; on peut leur donner encore des gelées animales et des gelées végétales, telles que la geleé de pommes, de poires, etc., etc. Il y a un an, j'ai eu à soigner plusieurs enfans qui avaient dépéri en nourrice, j'ai obtenu leur rétablissement parfait par l'emploi des crêmes de riz et de fécule.

L'eau d'orge coupée avec du lait, ou l'émulsion d'amandes douces, est préférable à toute autre boisson; on peut de temps en temps donner de l'eau rougie et sucrée un peu, et même du vin pur, mais avec une grande réserve; si l'enfant va difficilement à la garde-robe, il faut lui mettre du miel dans ses breuvages, on doit en outre joindre les soins de propreté, et donner, s'il se peut, à l'enfant, lorsque les parens sont dans l'impossibilité de le garder auprès d'eux, une seconde mère qui le soigne et le traite avec douceur, sans le brusquer ni le contrarier. Il faut choisir pour son habitation un endroit élevé, aéré et bien exposé au soleil; il faut avoir le soin de le promener pendant les beaux jours, afin qu'il respire un air pur et vivifiant.

Il ne faut pas donner, comme on le fait vulgairement, des hochets aux enfans, parce que, les ayant sans cesse dans la bouche, il se sécrète une trop grande quantité de salive qu'ils avalent, ce qui surcharge leur estomac et rend leurs digestions difficiles. Lorsque les enfans souffrent par trop des gencives et qu'elles s'opposent trop fortement à la sortie des dents, on fait des incisions avec le bistouri sur toute la portion qui paraît blanchâtre.

On peut substituer aux hochets que les nourrices donnent aux enfans, des racines de guimauve bouillies, ou un morceau de réglisse, enveloppés d'un linge fin, que l'on aura fait tremper dans une forte décoction d'orge miellée et aromatisée avec quelques gouttes de fleur d'orange ou toute autre substance, qui, en relâchant et en ramollissant le tissu des gencives, en diminuent l'iritation. Mes *bâtons calmans*, dont les journaux ont fait mention, remplacent en tout point, toute espèce de hochet; il entre dans leur préparation plusieurs substances médicamenteuses, propres à prévenir les accidens de la première dentition.

Convulsions. Presque toutes les maladies des enfans occasionnent des convulsions proprement dites, ou pour mieux m'expliquer, (des mouvemens involontaires) dans certaines parties du corps. Celles dont les enfans sont attaqués pendant le travail de la dentition, ne doivent pas toujours être regardées comme une conséquence immédiate de ce travail. Il en est qui dérivent des causes générales qui influent sur les désordres de la dentition, et auxquelles celle-ci n'a pas de part; mais il en est d'autres aussi qui dépendent immédiatement de la douleur que détermine la pousse difficile des dents; elles se déclarent ordinairement chez les enfans extrêmement sensibles, chez ceux qui abondent en sang et en humeurs, ceux qui sont faibles et épuisés, ou ceux qui proviennent dé parens débiles ou valétudinaires et dont la constitution est délicate; elles affectent aussi les enfans gras, frais, forts et vigoureux, et c'est particulièrement pendant l'éruption des grosses dents molaires, qu'elles se déclarent; elles s'étendent plus ou moins, elles sont souvent bornées, aux muscles de la face et des yeux, elles se propagent aux membres supérieurs, rarement aux extrémités inférieures; elles sont quelquefois passagères; l'enfant recouvre alors promptement ses facultés, mais souvent les accès se prolongent pendant un laps de temps considérable.

Le traitement des convulsions sympathiques diffère peu de celui des convulsions essentielles; on doit le diriger proportionnellement à l'état du système de l'enfant pendant l'accès; il faut employer les moyens qui peuvent apporter une prompte dérivation, tels que les demi-bains tièdes ou les bains entiers, les sangsues, les calmans narcotiques, les antispasmodiques, etc., etc. *Le camphre trituré avec un peu de sucre ou mêlé avec la poudre de Guttète, à la dose d'un tiers de grain par prise que l'on répétera, de deux heures en deux heures, est un excellent remède contre les convulsions.* ( BAUMES.)

Il faut appliquer une sangsue derrière chaque oreille ou aux angles de la mâchoire inférieure, lorsqu'il y aura des symptômes *de pléthore.* Chez les enfans *faibles,* il faudrait employer les *antispasmodiques* proprement dits; on peut permettre l'usage vulgaire des colliers *d'ambre, de graine de pivoine, de racine de valériane, de têtes de vipère*; leurs moyens sont incapables de nuire, mais ces amulettes peuvent calmer l'imagination inquiète de certaines mères trop sensibles et trop sujettes à l'ignorance et à la crédulité populaire.

L'ENTÉRITE SUPERFICIELLE, *ou flux diarrhétique,* réunie aux vomissemens, sont à craindre pendant le travail de la première dentition; ce sont souvent des symptômes précurseurs de maladies graves du cerveau et des organes abdominaux, *l'entérite superficielle* se rencontre quelquefois seule, mais le plus souvent elle est accompagnée de vomissement coincidant avec elle, ou lui succédant promptement, de sorte que dans la plupart des cas, l'une de ces maladies n'est que le premier degré de l'autre. Ces deux symptômes réunis constituent une maladie particulière, que l'on observe surtout chez les enfans très-jeunes, et qui continue presque toujours, jusqu'à la fin de la première dentition; elle est beaucoup plus commune à la sortie des dents canines, ou des molaires. D'après plusieurs observations, elle est plus fréquente chez les enfans dont le régime alimentaire a été mal dirigé, et chez ceux qui ont été sevrés très-jeunes.

Dans la première période de *l'entérite*, *le flux* est très-abondant, *séreux*, *jaunâtre*, et le plus souvent *verdâtre*; il est tantôt *inodore* et tantôt fétide. L'enfant est *triste*, *abattu*, *criard*, le ventre est *tendu* et *sonore*; lorsque les vomissemens se joignent à *l'entérite*, ils sont *séreux*, *transparens*, et *poracés*, ils sont presque toujours précédés d'une petite toux sèche; les yeux sont *cernés*, *caves* et un peu *éteints*, les *exacerbations* fébriles, plus ou moins prononcées, sont très-irrégulières; à mesure que la maladie fait des progrès, les forces et la maigreur deviennent extrêmes, et l'enfant meurt dans un état d'affaissement ou d'agitation, en conservant la connaissance de ce qui se passe autour de lui jusqu'au dernier moment.

« La marche de cette maladie présente quel-

» quefois des variations, les vomissemens sont
» tantôt très-éloignés les uns des autres, ce qui
» est alors un symptôme généralement favorable;
» dans quelques cas, *le flux diarrhétique* précède
» le vomissement de plusieurs jours, et même
» de plus d'une semaine; d'autrefois le vomis-
» sement et la diarrhée surviennent presque en
» même temps, et l'enfant périt dans l'espace
» de trois ou quatre jours. » (GUERSENT.)

Dans la première période, la durée de cette maladie est de trente à quarante jours; il faut faire observer à l'enfant, la diète la plus sévère, lui donner des boissons adoucissantes et muci-lagineuses. Les lavemens, les fomentations, les cataplasmes émoliens suffisent presque toujours pour en arrêter les progrès; lorsque la pros-tration des forces existe d'une manière directe, il faut avoir recours aux sinapismes et aux vé-sicatoires que l'on poserait à la nuque, et même sur le ventre, si les symptômes alarmans ne cédaient pas.

LA CONSTIPATION est encore un accident très-grave et très-redoutable pendant le travail de la dentition, le lait jeune et séreux d'une nour-rice saine et bien portante, est le meilleur re-mède; s'il y avait de la chaleur dans les pre-mières voies, on pourrait, sans inconvéniens, provoquer les selles par de légers minoratifs, et donner quelques bains tièdes, des lavemens adoucissans et faire des fomentations émolientes sur le ventre.

Les *éruptions cutanées,* sous forme de petites *dartres écailleuses* qui paraissent à la face ou derrière les oreilles, n'exigent aucun traitement particulier; on peut les laver avec un peu de guimauve et même de l'eau tiède seulement.

Il ne faut pas confondre ces éruptions avec cet *érythème* désigné sous le nom *de feu de dents,* qui est presque toujours le résultat de la malpropreté et du peu de soin que prennent les nourrices des enfans qui leurs sont confiés.

### DES ACCIDENS DE LA SECONDE DENTITION.

Les accidens qui accompagnent la seconde dentition sont bien moins graves que ceux que l'on observe à la première; les maladies locales sont presque les mêmes et se traitent de la même manière. Quant aux maladies sympathiques auxquelles les enfans sont le plus sujets, ce sont les *congestions sanguines,* les *hémorragies nasales,* le *ptyalisme muqueux* et quelquefois *sanguinolent,* l'engorgement des *glandes,* les maladies des *yeux,* des *oreilles,* les *éruptions croûteuses* du *cuir chevelu,* les *dartres farineuses* de la face; ces dernières disparaissent presque aussitôt quelles se sont montrées; les *catarrhes* et les *diarrhées inflammatoires*, sont à craindre, mais heureusement elles ne se rencontrent pas souvent.

Beaucoup de dentistes ont écrit que la chûte des dents temporaires, (qui est un caractère particulier de la seconde dentition,) se faisaient sans occasionner de trouble sensible dans l'économie. Mes confrères, avant d'écrire cette grave erreur, auraient bien dû consulter tous les auteurs et tous les ouvrages cités, qui ont parlé des dents et de leurs maladies; ils y auraient trouvé, que de savans praticiens, observateurs zélés, avaient remarqué que ce travail secondaire avait favorisé le développement des *scrophules* et du rachitis, qui ordinairement est accompagné d'accidens locaux ou généraux, et proportionné au tempérament, à la force ou à la faiblesse de l'enfant.

A mesure que les dents de la deuxième dentition se développent, les racines des dents temporaires, et même l'intérieur des couronnes, sont absorbées; elles ne laissent aucunes traces de leur présence, et tout doit faire supposer qu'elles se décomposent, et que lorsqu'elles sont arrivées à un certain degré de fluidité, elles sont reportées dans la masse générale du sang; cette absorption, n'est pas un des phénomènes le moins curieux de la seconde dentition.

Lorsque les racines des dents temporaires ne se détruisent pas, les dents de la seconde dentition sont gênées et se détournent de leur situation naturelle; elles occasionnent des *irrégularités* dans les arcades dentaires, qu'il serait facile d'éviter, si la tendresse déplacée de certains parents ne faisait différer trop long-temps l'extraction de celles de première dentition, parce qu'ils espèrent de jour en jour qu'elles tomberont d'elles-mêmes; par ce moyen ils laissent la dent de remplacement se dévier à un tel point, qu'il faut ensuite des appareils pour la redresser; les parens peuvent être assurés que l'enfant ne court aucun danger, et qu'à l'aide d'une simple opération faite en temps opportun, on pourrait prévenir de fâcheuses conséquences; que les dents de la première dentition soient ou non branlantes, il faut les extraire aussitôt que celles de remplacement l'exigent.

Cette opération est non seulement nécessaire pour prévenir les déviations qui pourraient survenir, mais encore elle est indispensable pour obtenir une série régulière des dents de remplacement; il est d'urgence de visiter souvent la bouche des enfans, tant pour la chûte des premières dents que pour l'éruption des secondes, car aucune époque de la vie de l'enfant

ne demande plus de soin que pendant le travail
de la première et de la seconde dentition.

Je viens de parler des accidents occasionnés
par l'éruption des premières et secondes dents
chez les enfans; mais je dois dire aussi que
les adultes ne sont quelquefois pas plus exempts
qu'eux des accidents fâcheux qui se manifestent à la sortie des troisièmes grosses molaires, *( vulgairement appelées dents de sagesse.)*

Il arrive assez ordinairement que ces dents
sortent des alvéoles sans que les personnes s'en
aperçoivent, mais dans d'autres momens elles
déterminent à leur sortie des accidens plus ou
moins fâcheux à cause de la grande épaisseur
de la substance osseuse qu'elles doivent percer;
la douleur est très-vive chez certains individus,
et se renouvelle fréquemment pendant plusieurs
semaines et même pendant plusieurs mois que
la dent met à sortir de son alvéole; il survient
souvent des fluxions suivies de suppuration dans
la gencive, et la contraction des muscles de
cette région est tellement forte que souvent le
malade a de la peine à décroiser les mâchoires.
Ces accidens ont presque toujours lieu chez
les personnes dont les dents sont extrêmement
serrées, parce qu'il reste trop peu d'espace
entre la seconde *grosse molaire* et *l'apophyse
coronoïde.*

Les personnes chez lesquelles ces accidens ont lieu, sont affectées de fièvres *continues, irrégulières* ou *intermittentes*, avec des symptômes nerveux dans la poitrine et dans la tête.

Ces fièvres sont presque toujours rebelles à toute espèce de moyens médicamenteux, elles cèdent quelquefois, aussitôt que l'on a pratiqué une incision ou que l'on a emporté toute la portion de gencive qui recouvre la dent; il y a des circonstances où on est obligé d'extraire la seconde grosse molaire pour faire place à la troisième, et par la même occasion, faire cesser les douleurs que celle-ci fait éprouver; alors, cette opération faite, la dent sort avec plus de facilité et reprend la place de celle que l'on a extraite.

La sortie de la dent de sagesse détermine encore des *fluxions*, l'engorgement des *glandes parotides* et des *tonsilles*, des douleurs le long du bord mousse de la mâchoire inférieure, des abcès, des migraines et quelquefois la surdité du côté du siège du mal.

Le dentiste doit juger prudemment, ce qu'il a à faire, d'après une stricte observation des symptômes existans.

# DES SOINS QU'ON DOIT APPORTER

## A LA BOUCHE ET AUX DENTS,

### A TOUTES LES ÉPOQUES DE LA VIE.

Dans tous les tems, de savans praticiens se sont occupés de rechercher des moyens hygiéniques et thérapeutiques, nécessaires aux maladies de la bouche et des dents, aucun d'eux n'est encore parvenu à trouver quelques médicamens ou tout autre substance propre à les conserver saines ou à empêcher la carie de les atteindre.

A tout âge on doit avoir soin de ses dents, et l'expérience nous a démontré que les nettoyer journellement était la meilleure manière de les conserver.

J'ai déjà dit qu'il fallait avoir soin de se rincer la bouche après chaque repas, afin d'enlever les substances alimentaires qui auraient pu séjourner dans les dents.

Si une portion de ces alimens était retenue dans les interstices des dents, il faudrait l'enlever avec un cure-dent de plume, de corne ou de bois, etc., et non pas avec la pointe d'un

couteau ou d'un canif, comme on a coutume
de le faire.

Il faut aussi s'abstenir de se frotter les dents,
le matin et après chaque repas, avec le coin
d'un linge ou toute autre chose, parce qu'alors,
la pression exercée sur ces organes, fait rentrer
dans les interstices (par l'action du frottement)
le limon produit par le bol alimentaire; car
alors ce limon visqueux, dont les couches ne
sont d'abord que superficielles, finit par s'épais-
sir considérablement, il s'attache fortement
aux dents, les attaque par des petits points
de caries, les noircit, et souvent les corrode
vers le collet.

« M. MAURY a dit *(dans son manuel du dentiste,*
» *page* 192,) que l'on pouvait sans inconvénient
» détacher avec des instrumens tranchans, le
» tartre qui se forme sur les dents des enfans
» de tout âge. »

Je suis loin de partager cette opinion, par
la raison que, si l'on se sert *d'instrumens tran-*
*chans* pour nettoyer les dents des enfans, avant
l'âge de quatorze à quinze ans, on peut sans
nul doute attaquer et même altérer l'émail,
qui n'a pas encore atteint le degré de dureté
et de résistance qu'il doit avoir par la suite,
surtout chez les enfans attaqués de *rachitis*, de
*scrofule,* ou d'un tempérament faible ou débile.

On peut par exemple, avant cet âge, leur faire frotter les dents avec une brosse en blaireau ou tout autre crin très-doux, trempée dans un verre d'eau assainie ( ou tiède ), et préparée avec quelques gouttes d'un élixir confortatif, leur faire frotter de long en large et de haut en bas, et *vice versa*.

S'il y avait alors un trop grand amas de tartre, il faudrait le faire enlever par un dentiste capable, qui devra se servir *(non pas des instrumens tranchans, comme le dit* M. MAURY,) mais bien des pointes d'ivoire aplaties et recourbées, que j'ai inventées à ce sujet, et que je mets à la disposition de ceux de mes confrères qui voudraient en prendre les modèles.

Vers l'âge de quatorze à quinze ans, rien ne s'oppose plus à ce que l'on se fasse nettoyer les dents, mais il faut alors employer les moyens d'un dentiste habile; on peut aussi sans inconvéniens se servir, selon le besoin de la bouche, soit de poudres ou de quelque élixir dentifrice; les personnes qui auraient plusieurs dents de gâtées dans la bouche, feraient bien de mettre dans l'eau qu'elles employent pour se la rincer, un peu d'eau-de-vie ou de vulnéraire, ou mieux quelques gouttes de mon élixir, dont je joindrai la composition parmi celles que je donne à la fin de ce petit ouvrage.

Le charlatanisme d'un grand nombre d'empiriques a jeté à la crédulité et à l'ignorance populaires, plusieurs espèces de poudres et d'eaux plus ou moins appropriées à ces organes.

Les unes sont préparées (d'après un dire vulgaire), dans le seul but de blanchir les dents, par l'action mordante de plusieurs substances acidulées, mêlées ensemble et nuisibles aux parties auxquelles elles sont destinées.

Les autres ne sont composées que de simples, incapables, il est vrai d'altérer l'émail des dents, mais dont l'action a souvent déterminé des aphtes, soit à la langue ou à la muqueuse de la bouche.

Dans le désir de me rendre utile à ceux qui voudront bien me faire l'honneur de suivre mes conseils, je vais donner la composition de plusieurs espèces de poudres et mixtures ou élixirs, les différentes manières de les employer, les cas où il faut s'en servir; je désignerai en même-temps celles qui peuvent offrir plus de succès; mais auparavant je vais donner quelques notions sur les différentes substances employées dans ces compositions.

## DES MÉDICAMENS.

On donne le nom de médicament à toute substance qui a la vertu de modifier l'état actuel des propriétés vitales de l'organisme, de prévenir les maladies, de pallier leurs effets et de faciliter leur guérison.

Les médicamens sont choisis parmi les trois règnes de la nature, savoir : le minéral, le végétal et l'animal; on les divise en internes et en externes, selon qu'on les fait prendre à l'intérieur ou qu'on les applique à l'extérieur; ils sont simples ou composés, seuls ou mêlés avec d'autres substances; on les divise encore en officinaux et en magistraux.

On distingue dans un médicament quatre choses essentielles : 1° la dose, 2° la concentration, 3° la température, 4° l'état ou la forme.

La Dose, est la quantité suffisante d'un médicament pour en obtenir l'effet que l'on désire, et cette quantité se règle d'après les poids et les mesures de capacité, remis en signes d'abréviation, et connus de tous les médecins en général.

La Concentration, est le degré varié de rapprochement entre les molécules des substances médicamenteuses, qui rend leur action plus ou moins active.

La Température, est le degré de chaleur ou de froid des substances médicamenteuses, que l'on fixe ou que l'on reconnaît à l'aide du thermomètre.

État ou Forme. Ces mots nous font comprendre qu'ils sont gazeux, liquides, pulvéruleux, mous ou solides; il faut ajouter la saveur et l'odeur.

Pour ne pas m'écarter de la route que je me suis tracée, je ne parlerai que des médicamens que l'on emploie le plus ordinairement dans la médecine dentaire : ce sont les *émolliens*, les *sédadifs*, les *détersifs*, les *toniques*, les *sialagogues*, les *anti-scorbutiques*, les *escharotiques* et différens composés pharmaceutiques qui servent à nettoyer les dents ou à assainir la bouche.

Les ÉMOLLIENS sont des remèdes dont la propriété est de relâcher et de ramollir les parties trop tendues par l'inflammation. Les substances émollientes dont ces remèdes sont composés sont des feuilles de *mauve*, de *guimauve*, de *bouillon-blanc*, de *pariétaire*, de *séneçon*, la racine de *guimauve*, la graine *de lin*, les fleurs de *violette*, de *mauve*, de *guimauve*, de *tussilage*, de *coquelicot*, la *gomme arabique* et la *gomme adragante*.

Les SÉDATIFS sont des médicamens qui ont la propriété de calmer la douleur en agissant immédiatement sur le système nerveux, ils comprennent les *anodins* et les *narcotiques*.

On donne le nom *d'anodins* aux substances propres à calmer la douleur; ils exercent leur influence sur le système nerveux en modifiant la

sensibilité, au moyen d'un arome légèrement
sédatif qu'ils possèdent : cette dénomination sert
généralement à exprimer l'action de tout moyen
thérapeuthique employé pour adoucir. Les anodins simples sont les fleurs de *violette*, de
*bouillon-blanc,* de *mélilot,* de *safran,* et le *camphre.*
Ceux composés sont le *cérat de Goulard, l'onguent
populeum*, la *liqueur anodine d'Hoffmann.*

Les *narcotiques* ont une vertu stupéfiante qui
agit directement sur le système nerveux, et qui
engourdit la sensibilité, calme les douleurs et
paralyse souvent l'action nerveuse , ils produisent le sommeil ; les narcotiques simples
sont les *têtes de pavot blanc,* la *jusquiame,* la
*morelle,* la *belladone,* la *ciguë,* la *laitue vireuse,*
l'*opium.* Les narcotiques composés sont le
*laudanum*, le *baume tranquille,* la *thériaque,* la
*teinture de Rousseau,* le *diascordium,* la *morphine*
et ses sels.

Les DÉTERSIFS sont des remèdes externes
qui enlèvent aux plaies la matière purulente
dont elles sont recouvertes, et produisent, par
une vertu tonique et un effet lent, le resserrement des chairs.

Les DÉTERSIFS simples sont les feuilles de
*noyer,* de *ronce,* de *lierre,* de *mille-feuille,* l'*aloës,*
la *myrrhe,* les *roses de Provins,* le *vin rouge,*
l'*eau-de-vie,* le *camphre,* les sulfates de *cuivre,*

de *fer*, d'*ammoniac*. Ceux composés sont le vin *amer*, de *kina*, *miellé*, *chalibé*, *antiscorbutique*, le *collyre de Lanfranc*, l'eau *phagédénique*, la *teinture de Gaïac*, l'eau *vulnéraire*, le *baume de fioraventi*, le *miel rosat* et *l'extrait de saturne*.

Les TONIQUES sont des médicamens qui relèvent et entretiennent le ton des organnes. On range parmi les *toniques*, les *stimulans* qui agissent d'une manière prompte et peu durable, en réveillant l'action vitale des parties animales. ( M. le docteur BARBIER a divisé ces derniers en *existans* et en *diffusibles*.)

Les toniques sont ou amers ou astringens, et amers et astringens.

Les toniques amers simples sont la *gentiane*, la *ménianthe*, la *centaurée*, la *fumeterre*, le *simarouba* et *l'absinthe*.

Les toniques composés amers sont le *vin d'absinthe*, le sirop de *centaurée*, la teinture de *gentiane*, l'élixir de *Dubois*, de Peyrhil.

Les astringens amers sont les *kinas*, l'*écorce de saule*, de *chêne*, de *marronnier-dinde*, le vin de *kina*, le sirop de *kina* et *l'arnica*.

Les astringens simples sont la *grenade*, la *tomentille*, les *roses rouges*, le *cachou*, le *coing*, le *ratanhia*; ceux composés sont les pastilles de *cachou*, les *confitures de coing*, l'*oximel*, la *conserve de rose*.

Les excitans sont la *cannelle*, la *muscade*, la *mélisse*, la *coriandre*, le *clou de girofle*, la *menthe*.

Les diffusibles sont les *éthers*, les *teintures alkooliques*, les *huiles essentielles de girofle*, de *menthe*, de *cannelle*.

Les *anti-scorbutiques* sont des excitans du système circulatoire; les simples sont le *raifort*, le *cresson*, le *coehléaria*, le *citron*, le *limon*; ceux composés, le *vin anti-scorbutique*, le *sirop anti-scorbuthique*, la *moutarde*, l'*esprit de cochléaria*, l'*acide citrique*.

Les SIALAGOGUES sont des excitans des glandes salivaires, qui déterminent l'écoulement de la salive dans la bouche : ce sont la racine de *pyrèthre*, le *tabac*, le *gingembre*, le *sel ammoniaque*.

Les ESCHARROTIQUES sont des médicamens qui, appliqués à l'extérieur, brûlent les chairs et les transforment en escharre, on s'en sert pour cautériser le nerf dentaire, dans les douleurs odontalgiques déterminées par la carie, ce sont le *fer rouge*, les *alkalis purs*, le *chlorure d'antimoine*, les *sulfates d'alumine*, de *cuivre*, les *sulfates acides de potasse calcinée*, le *nitrate d'argent*, l'*huile de camphre*, la *potasse caustique* et les *acides concentrés*.

Voilà ce qui compose les substances médicamenteuses que l'on emploie généralement dans la médecine dentaire; j'ai maintenant à parler des préparations pharmaceutiques employées journellement. Ces préparations sont des *eaux*, des *poudres* et des *opiats*.

Avant de parler de ces différentes formules, je vais dire un mot des principales substances qui servent à les composer, ces substances sont des acides, des résines et des huiles essentielles.

Les ACIDES sont végétaux, minéraux et animaux; les premiers sont composés d'oxigène, d'hydrogène et de carbone. Comme j'ai dit que les acides étaient pernicieux pour les dents et qu'ils ramollissaient et altéraient leur tissu, et que les acides minéraux surtout les détruisaient très-promptement, je conseillerai donc de n'employer que des acides végétaux très-étendus et encore avec la plus grande réserve : les acides végétaux sont l'acide *acétique* (ou vinaigre distillé), le *suc de citron*, l'acide *citrique*, l'acide *pyroligneux*, *oxalique*, *tartarique*, *benzoïque*, etc., etc.

Les RÉSINES sont des produits immédiats des végétaux, que l'on trouve dans le commerce sous la forme de substances concrètes à l'état ordinaire de l'atmosphère; elles ont peu d'odeur et de saveur; quand on les rompt, elles présentent une cassure lisse et vitreuse; elles sont plus pesantes que l'eau distillée, *fusibles*, *inflam-*

*mables, idio-électriques,* inaltérables dans l'eau, elles se carbonisent dans les acides concentrés, et sont solubles dans l'*alkool,* l'*eau-de-vie* et le *jaune d'œuf*; on peut joindre aux résines quelques baumes tels que le *benjoin,* l'*aloës,* l'*encens,* la *myrrhe,* le *beaume du Pérou sec* ou *liquide,* celui de *tolu,* le *styrax.*

Les huiles essentielles ou volatiles proviennent de la distillation des plantes aromatiques, elles sont liquides ou concrètes, plus légères ou plus pesantes que l'eau; leur couleur est variable ainsi que leur odeur qui est pénétrante; leur saveur est âcre et piquante et laisse un sentiment de chaleur ou de fraîcheur à la bouche, elles se vaporisent au moindre degré de chaleur, et sont très inflammables; quelques unes se condensent par le froid; elles se dissolvent dans l'alkool, les huiles fines et dans mille parties d'eau.

Ces huiles sont les essences de *citron,* de *cannelle,* de *bergamote,* de *romarin,* de *cédrat,* de *menthe,* de *fleurs-d'orange (ou néroli),* de *rose,* de *girofle,* etc., etc, etc. Ce sont elles qui servent à aromatiser les poudres et mixtures dont on se sert pour les soins et la propreté de la bouche.

## DES EAUX A NETTOYER LES DENTS.

On a donné le nom *d'eau* aux diverses préparations employées pour nettoyer les dents et rafraîchir la bouche ; c'est à tort selon moi, puisqu'elles sont généralement des teintures spiritueuses et qu'elles tiennent en dissolution des huiles essentielles et des résines. Ces préparations sont pour la plupart émulsives, c'est-à-dire qu'elles ont la propriété de blanchir l'eau ; celles à base d'acide rougissent le sirop de violette et la teinture de tourne sol. Les noms d'élixir ou de mixture conviendraient beaucoup mieux à ces préparations, et ce sont ceux que j'ai adoptés.

### ÉLIXIR A BASE D'ACIDE.

| | |
|---|---|
| Acide tartarique pur. . . . . | 5 gros. |
| Esprit de cochléaria. . . . . | 3 onces. |
| Eau vulnéraire spiritueuse. . . | 2 onces. |
| Eau distillée. . . . . . . | 4 onces. |
| Esprit de vin à 33 degrés. . . | 1/2 litre. |
| Essence de menthe. . . . . | 20 gouttes. |

Cet élixir est bon lorsque l'on a les gencives sanguinolentes et un peu relâchées, il faut pour s'en servir, en mettre une cueillerée à café dans un verre d'eau tiède et s'en rincer la bouche soir et matin.

### ÉLIXIR A BASE D'HUILES ESSENTIELLES.

Teinture de vanille . . . . . 1/2 once.

Teinture de pyrèthre . . . . 4 onces.
Esprit de menthe. . . . . . 1 once.
Esprit de romarin. . . . . . 1 once.
Esprit de rose. . . . . . . 2 onces.

Mêler le tout ensemble et s'en servir. Pour chasser la mauvaise haleine, il faut en mettre une cueillerée à café dans un verre d'eau et se laver la bouche.

### ÉLIXIR APPELÉ EAU ( DE BOTTOT ).

Esprit de vin à 33 degrés . . . 2 litres.
Girofle concassée. .⎫
Cannelle de Ceylan. .⎬ de chaque. 1 once.
Anis vert . . . . .⎭
Cochenille concassée. . . . . 4 gros.
Essence de menthe poivrée. . . 4 gros.

Mêler le tout ensemble et s'en servir comme du précédent, dans les mêmes cas.

### ÉLIXIR ANTI-SCORBUTIQUE.

Eau-de-vie de Gaïac . . . . . 4 onces.
Eau-de-vie camphrée. . . . . 2 onces.
Esprit de cochléaria. . . . . 4 onces.
Essence de cannelle. . . . . 1 gros.
Essence de menthe. . . . . 1 gros.

Mêler le tout ensemble et s'en servir dans les affections scorbutiques.

### ÉLIXIR ODONTALGIQUE ( DE LALANDE ).

Huille essentielle de girofle.   .  .  1 gros.
Huille essentielle de thym.   .  . 1/2 gros.
Extrait thébaïque.  .  .  .  .  2 gros.
Alkool de rose.  .  .  .  .  .  2 gros.
Vin de Frontignan.  .  .  .  .  3 onces.

Il faut faire digérer le tout ensemble pendant huit jours, puis le filtrer, il faut s'en servir dans le cas d'une violente douleur, en en mettant une petite cuillerée à café du côté où on éprouve la douleur, et la promenant sur les dents, puis on la recrache aussitôt que le mal est calmé.

### LIQUEUR ( DE SWÉDIAUR ) CONTRE LES APHTES.

Borax en poudre.   .  .  .  .  2 gros.
Teinture de myrrhe.  .  .  .  1 once.
Eau de rose distillée.  .  .  .  1 once.
Miel rosat.  .  .  .  .  .  2 onces.

Dans les affections aphteuses on imbibe un plumasseau de charpie avec cette liqueur, et on en touche les aphtes plusieurs fois par jour.

### ÉLIXIR ANTIODONTALGIQUE ( DE JAMET ).

Racine de pyréthre concassée .  .  4 livres.
Bois de Gaïac concassé.  .  .  1 livre.
Ratanhia concassée .  .  .  .  6 onces.

Girofle concassée.  . . . . . .  2 onces.
Cannelle de Ceylan.  . . . . .  2 onces.
Quinquina pulvérisé.  . . . . .  4 onces.
Extrait d'opium. . . . . . . .  4 gros.
Esprit de vin à 33 degrés. . . .  6 litres.

Il faut faire digérer toutes ces substances dans l'esprit de vin pendant quinze jours, puis le filtrer et ensuite ajouter dedans

Essence de menthe anglaise.  . .  1 once.
Essence de fleurs d'orange (néroli)  4 gros.
Essence de cannelle.. . . . . .  2 gros.
Esprit d'ambre musqué et rosé. .  2 gros.

Les personnes qui tiennent à conserver leurs dents saines et blanches, peuvent se servir de cet élixir en toute assurance.

Il empêche les dents de se gâter, paralyse les caries de celles qui en sont attaquées, et chasse la mauvaise haleine en laissant à la bouche un parfum très-agréable; pour s'en servir, il faut en mettre une cuillerée à café dans un verre d'eau tiède, le matin en se levant se laver les dents avec une brosse et se rincer la bouche avec ce verre d'eau preparée; pour arrêter les caries on aura soin d'en tenir dans la bouche le plus long-temps possible, afin de faire prendre un bain aux dents et par là donner le temps aux médicamens de produire leur effet en pénétrant dans ces caries.

Les ulcères vénériens et ceux scorbutiques cèdent à l'emploi de cet élixir, ainsi que plusieurs autres affections de la bouche, mais la manière de s'en servir est bien différente.

### DES POUDRES.

Les poudres mises en usage pour la propreté des dents, sont des substances médicamenteuses divisées à l'infini par une action mécanique. Je ne vais donner la composition que de celles que j'ai cru devoir être les plus propres à employer.

#### POUDRE DE ( M. ALIBERT ).

Magnésie. . . . . . . . . . 6 onces.
Laque rouge. . . , . . . . . 1 once.
Iris de Florence. . . . . . . 5 onces.
Surtartrate acidulle de potasse. . 2 onces.

Mêler toutes ces substances ensemble et s'en frotter les dents le matin en se levant, à l'aide d'une brosse douce ou rude selon le besoin des gencives.

#### POUDRE DE ( GARIOT ).

Corail rouge. . . . . . . . . 4 onces.
Sang-dragon. . . . . . . . . 1 once.

Carmin fin. . . . . . . . 36 grains.
Écorce de citron . . . . . . 2 gros.

Cette poudre n'est bonne qu'à donner aux gencives et aux lèvres une belle couleur rose qui peut durer une partie de la journée.

### POUDRE SELON (MAURY).

*Porphyriser à l'eau :*

Charbon de bois blanc. . . . . 8 onces.
Quinquina. . . . . . . . 4 onces.
Sucre blanc. . . . . . . . 8 onces.
Huile essentielle de menthe. . . 4 gros.
Essence de cannelle. . . . . 2 gros.
Esprit d'ambre musqué. . . . 1/2 gros.

Réduire toutes ces substances en poudre impalpable et les mélanger ensemble, puis s'en servir comme de la précédente.

### POUDRE DE (JAMET).

Iris de florence purgée à l'esprit de vin 1 livre.
Magnésie. . . . . . . . . 4 onces.
Pierre ponce. . . . . . . 8 onces.
Os de sèche. . . . . . . . 8 onces.
Sulfate de quinine. . . . . . 4 onces.
Cascarille. . . . . . . . 1 once.
Sucre de lait. . . . . . . 1 livre.

Il faut réduire toutes ces substances en poudre très-fine, les passer au tamis de soie et les mélanger ensemble, prendre la *pierre ponce* séparément, mettre dedans

Essence de menthe anglaise. . . . 1 once.
Essence de cannelle. . . . . 2 gros.
Essence de néroli. . . . . . 1 gros.
Esprit d'ambre musqué et rosé. . 1 gros.

les mélanger avec, et lorsque l'on aura fait sécher la pierre ponce, la mêler avec les autres poudres et repasser encore une fois au tamis de soie le plus fin.

Pour s'en servir, il faut tremper la brosse dans le verre d'eau que l'on aura préparée à l'avance, puis l'appuyer sur cette poudre, la brosse ainsi mouillée, prendra assez de poudre pour se frotter une fois.

Cette poudre étant soluble, il faut avoir soin de bien secouer la brosse avant de la porter à la boîte, afin de ne pas laisser tomber d'eau dedans, il faut aussi la laisser dans un endroit sec.

#### PASTILLES DÉSINFECTANTES POUR LA BOUCHE.

Cachou. . . . . . . . . 2 gros.
Corail. . . . . . . . . 3 gros.
Sucre. . . . . . . . . 4 gros.
Essence de cannelle. . . . 10 gouttes.
Essence de citron. . . . . 10 gouttes.
Essence de menthe. . . . 10 gouttes.
Mucilage quantité suffisante pour faire des pas-

tilles de dix grains. Ces pastilles sont excellentes pour la bouche, après que l'on a fumé; les personnes qui ont l'haleine forte et repoussante, peuvent s'en servir avec avantage.

### COMPOSITION POUR PLOMBER LES DENTS.

| | |
|---|---|
| Bismuth . . . . . . . . | $1/8^{me}$ |
| Plomb. . . . . . . . . | $1/5^{me}$ |
| Étain. . . . . . . . | $1/3$ |
| Mercure. . . . . . . . | 1 gros. |

Il faut fondre toutes ces substances ensemble et convenablement, on en fait des petites boules proportionnées à l'étendue des caries, et s'en servir au besoin.

Un double motif m'a déterminé à publier ce petit ouvrage sur les maladies de la bouche et des dents : 1° le lecteur me pardonnera de n'en avoir donné qu'un court détail, mais j'ai cru qu'on me saurait gré d'avoir cherché à tranquilliser les pères et mères de famille, dont l'esprit effrayé était sans cesse agité par la crainte d'une dentition mauvaise ou mal rangée; 2° j'ai pensé que la multiplicité des observations relatives aux deux dentitions, devait être d'un intérêt général, dans un moment où les causes qui semblent la produire deviennent chaque jour plus fréquentes et plus redoutables.

Nous avons, il est vrai, sur cette matière différentes dissertations qui jouissent à juste titre de la réputation acquise à leurs auteurs, mais outre qu'elles sont dispersées dans des traités généraux, la plupart sont écrites en d'autres langues que la nôtre, et presque toutes françaises et étrangères, n'offrent d'ailleurs que des richesses confusément amassées. C'est pourquoi je n'ai pas cru afficher une prétention mal fondée, en publiant ce petit ouvrage que j'ai considéré plutôt sous le rapport du bien qu'il doit produire, que sous celui de la gloire qu'il peut procurer à son auteur, et qui n'est après tout que quelques idées émises à la hâte et propres à disposer le lecteur, à attendre le Traité général *de toutes les maladies de la bouche et des dents* que je me propose de publier dans le courant de cette année.

Dans toute monographie médicale, on doit donner moins à lire et plus à retenir; ces longues et savantes citations que les auteurs se plaisent à entasser dans leurs ouvrages les moins importans, cette vaine et ridicule affectation de la science, que le véritable érudit ne manque jamais de réduire à sa juste valeur, sont autant d'artifices combinés pour cacher l'imperfection d'une science qui n'est pas tellement conjecturale, qu'elle ait besoin d'être envisagée à travers un voile. Aussi les principes de la médecine devraient-ils toujours être mis à la portée du commun des hommes; nous ne sommes plus dans les tems d'ignorance où les temples d'Épidaure, de Smyrne, et de Pergame, n'é-taient ouverts que la nuit, où la médecine au berçeau s'environnait de toutes les illusions que lui prêtait l'ignorance ou le fanatisme.

Puissent les faits que je viens de présenter, prêter un nouveau jour à l'histoire des maladies de la bouche et des dents! Puissent les faits dans lesquels je suis entré, mettre les pères et mères de famille à même de saisir le véritable caractère de ces différentes affections, d'en prévoir ou d'en apprécier les effets, dans les cas où des circonstances particulières les priveraient des conseils d'un praticien éclairé.

FIN.

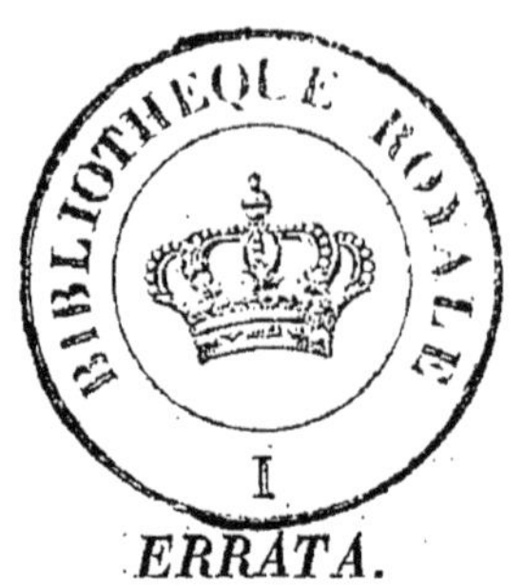



## ERRATA.

Page 12, ligne 5, au lieu de : *n'ont pu lui*, lisez : *ne lui ont point.*

Page 16, ligne 9, au lieu de : *insupportabes*, lisez : *insupportables.*

Page 49, ligne 27, au lieu de : *arthréliques*, lisez : *arthritique.*

Page 96, ligne 28, au lieu de : *érudtion*, lisez : *éruption.*

# TABLE.

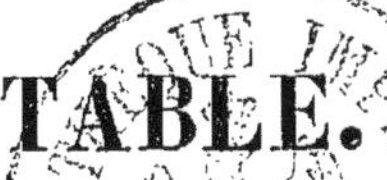


Préface......................................... 1
Des dents en général........................... 11
Hygiène dentaire des soins qu'exige la bouche.. 18
Matières et règles de l'hygiène................ 22
Maladies des dents............................. 36
Des différentes espèces de caries............. 37
Consomption des racines des dents............. 46
Exostose des dents............................. 48
De l'odontité.................................. 50
De la fongosité de la pulpe dentaire.......... 52
Des maladies de la bouche..................... 53
Des ulcères.................................... 55
Des abcès...................................... 59
Des fongus..................................... 61
De la luxation de la mâchoire inférieure...... 64
De l'extraction des dents..................... 70
Du développement des mâchoires................ 81
De la première dentition...................... 83
De la mâchoire inférieure..................... 93
De la mâchoire supérieure..................... 95
Des accidens de la première dentition......... 100
Des accidens de la deuxième dentition......... 116
Des soins qu'on doit apporter à la bouche..... 121
Des médicamens................................. 124
Des eaux à nettoyer les dents................. 131
Des poudres à nettoyer les dents.............. 136


FIN DE LA TABLE.